Siento, luego **existo**

DR. GUSTAV DOBOS

Siento, luego existo

EL IMPACTO DE NUESTRAS EMOCIONES EN LA SALUD

Programa de 8 semanas para lograr un bienestar integral

Con la colaboración de la doctora Petra Thorbrietz
y la asesoría de la maestra en Psicología Marika Dobos

Planeta

Título original: *Die Gestresste Seele*

Gustav Dobos

Traducción: Karina Irene Gutiérrez Trujillo

Diseño de portada: Estudio Peri
Ilustración de portada: © iStock
Imágenes de interiores: Freepik
Diseño de interiores: Mariana Castro [Contramarea Editorial]

Bajo el sello editorial PLANETA M.R.
Avenida Presidente Masarik núm. 111,
Piso 2, Polanco V Sección, Miguel Hidalgo
C.P. 11560, Ciudad de México
www.planetadelibros.com.mx

Primera edición en formato epub: abril de 2022
ISBN: 978-607-07-8523-8

Primera edición impresa en México: abril de 2022
ISBN: 978-607-07-8524-5

Impreso en los talleres de Impresora Tauro, S.A. de C.V.
Av. Año de Juárez 343, Col. Granjas San Antonio,
Iztapalapa, C.P. 09070, Ciudad de México
Impreso y hecho en México / *Printed in Mexico*

No puedes ordenarle a un sentimiento
que se haga más fuerte o que desaparezca,
de igual forma que no puedes ordenarle a la mente
hablar o callar.

David Servan-Schreiber

Índice

Prólogo: ¡Siento, luego existo!

El pensamiento —puede que ya lo hayas intuido— está sobrevalorado. En efecto, en nuestras cabezas se localiza un importante centro de control, del cual casi nada escapa de ser registrado. Sin embargo, esta cantidad de información está lejos de llegar a nuestra consciencia, pues solo cerca del 1% de la capacidad cerebral alcanza nuestros pensamientos. La mayor parte de los cientos de miles de informaciones que se vierten en nosotros cada día se almacena y desaparece en el inconsciente. «El corazón tiene razones que la razón desconoce», escribió el matemático y filósofo francés Blaise Pascal (1623-1662) sobre este conocimiento oculto.

Pascal era contemporáneo de René Descartes (1596-1650), a quien se debe la frase «Pienso, luego existo», misma que le llevó a una fama similar a la de una estrella de rock. Hace 400 años esta era ya una declaración revolucionaria, pues Descartes estaba más dispuesto a dudar de Dios que de su propia capacidad de conocimiento. A pesar de todo, hoy sabemos que nuestra existencia es posible aun antes de crear pensamientos. Los sentimientos, por ejemplo, se nos manifiestan de manera repentina, incluso antes de que podamos traducirlos en pensamientos claros al respecto. Los sentimientos son los que dan forma a nuestros pensamientos y marcan nuestro comportamiento.

En el campo de la medicina, todos los días nos encontramos con esta situación: podemos apelar a la conciencia de nuestros pacientes, por ejemplo, para que cambien con urgencia su dieta, pero no sirve de nada si no logramos que ellos mismos quieran hacerlo, o, mejor dicho, que «eso» quiera ocurrir en ellos. Si los pacientes no tienen esperanza de mejorar, si las verduras verdes les recuerdan una infancia sin amor, si tan solo no les gusta la granola y no encontramos algo que les prometa satisfacción, entonces no tendrá ningún sentido indicarles que cambien su estilo de vida, porque van a fracasar.

Los sentimientos influyen no solo en nuestro comportamiento, sino que también cambian nuestros cuerpos. Si bien no sabemos con exactitud cómo funcionan, es fascinante ver cómo algunas terapias destinadas a algún síntoma físico en particular de pronto liberan los sentimientos. Me han dicho que los futbolistas más duros se ponen a llorar en los vestidores, en manos del fisioterapeuta, no solo porque el masaje de los músculos fatigados es doloroso, sino porque la agresión acumulada, la decepción y el estrés se imponen. En nuestra clínica, una y otra vez sucede que detrás de un síntoma —por ejemplo, una hernia discal— se esconde una experiencia traumática, de la cual el paciente no es consciente. «La terapeuta en realidad no hizo nada, solo me tocó a la altura del corazón», comentó un paciente, un físico de unos 30 años, quien requería urgentemente una cirugía en las cervicales, pues se temía la posibilidad de que quedara parapléjico. «De pronto rompí en llanto. Y, después de eso, ¡el dolor de cuello desapareció por completo durante algunas horas!».

Este libro no se trata de curaciones milagrosas que se realizan mediante el contacto físico, sino del papel que los sentimientos desempeñan en nuestra salud. Y sobre cómo lidiamos con nuestras emociones, de qué modo las percibimos como un aspecto de nuestra vida y cómo quizá también podríamos programarlas para mantenernos sanos o recuperar la salud.

Siento, luego existo. Este libro te lleva por el laberinto de las redes nerviosas y las cascadas de neurotransmisores que inundan nuestro cuerpo, y por la tormenta de destellos de las neuronas. Es una invitación a un viaje a nuestro interior; a lo que percibimos como amor, odio, enojo o nostalgia; a lo que nos duele o nos relaja.

Los sentimientos cambian la vida, ya sea la increíble felicidad de traer al mundo un hijo, las mariposas en el estómago cuando nos enamoramos, o bien el duelo y el miedo de perder un compañero, la ira y la impotencia de estar a merced, por ejemplo, del cambio climático o del coronavirus.

Todas estas experiencias se imprimen en nosotros como una red de la memoria corporal, y son decisivas para sentirnos bien y estar saludables.

Muchas personas visitan a su médico de cabecera cargando sentimientos que no han confrontado. Estos sentimientos se esconden detrás de síntomas físicos para los cuales no hay una explicación fisiológica adecuada. El médico anota en su ficha diagnóstica «sobreestimulación del sistema nervioso vegetativo» o «somatización». Entonces, estos pacientes reciben tratamiento contra el dolor de cabeza o de estómago, contra inflamaciones agudas o contra fatiga crónica. Pero este tratamiento no ayuda, porque con frecuencia las raíces emocionales de los padecimientos no se descubren, e incluso pueden quedar encubiertas por los medicamentos.

Para mí, uno de los aspectos más interesantes que he observado en nuestra Clínica de Medicina Natural Integrativa en la ciudad de Essen, en Alemania, es que las terapias de medicina natural y las terapias holísticas no solo tienen efectos en las molestias físicas, sino también en el estado psíquico de nuestros pacientes. Después de una semana de descanso, con terapias de estímulo-reacción y meditación, los pacientes presentan cambios evidentes. Sus síntomas han mejorado, entre otras cosas, porque han liberado sus emociones y han tomado conciencia de ellas. Sin duda un terapeuta también podría ayudar a estas personas, pero las barreras para llegar a una consulta con un psicólogo o un psiquiatra son considerables. Hay que esperar meses para una cita disponible, y con frecuencia los afectados ni siquiera se dan cuenta de que tienen un problema emocional. Si se tiene un cuadro leve o moderado de depresión, el cual por lo común acompaña muchas enfermedades crónicas, habrá una mejoría más notable con las terapias de medicina natural y con los cambios en el estilo de vida que con fármacos psicotrópicos, porque, a diferencia de estos últimos, no habrá efectos secundarios. Si bien estas alternativas funcionan más lentamente, lo hacen de manera más duradera (véase pág. 109).

Así pues, el objetivo de este libro es brindar una nueva perspectiva sobre la salud emocional del ser humano. Si bien no abordaremos las enfermedades psicológicas como tales, pues para ellas hay otras especialidades, nos concentraremos en examinar el potencial que nuestros sentimientos tienen en nuestro cuerpo.

¿Cómo podemos seguir el rastro de las emociones que a menudo están enterradas? ¿Cómo lidiar con ellas de forma «madura», sin dejarnos someter por ellas o caer atrapados en espirales de pensamientos negativos?

Te invito a una emocionante expedición que no solo abarca nuestra psique, sino también el mundo de las emociones, que se refleja en cada pequeña parte de nuestro cuerpo y nos acompaña a lo largo de nuestras vidas.

1. La red de la memoria corporal

En el principio estaban los sentimientos. En primer lugar, los sentimientos transforman nuestros cuerpos, de máquinas biológicas en organismos reactivos y adaptables. Qué tan conectados están los sentimientos con el ser humano es algo que se muestra en los mitos de la creación de la humanidad. En el caso de la India, por ejemplo, el dios primordial Brahma medita, y de su meditación surge la aurora matutina. Él y los diez ancestros divinos, también creados por él, comienzan a sentir. Enseguida Brahma crea al dios de la alegría y el amor divino y le ordena: «Mantendrás la creación en marcha permanente». La biología moderna confirma de forma contundente esta función existencial de los sentimientos. Mucho antes de que nuestro cerebro esté completamente formado y de que podamos pensar en absoluto, ya experimentamos sensaciones intensas. Esta fase comienza desde el útero, hacia las 32 semanas de gestación. Durante la mayor parte de esta etapa temprana de su vida, el feto duerme. En ocasiones cae en estado de sueño profundo, pero también presenta fases REM (sueño con movimientos oculares rápidos), mismas que se observan en los adultos. Entonces, sus ojos se contraen detrás de los párpados cerrados y muchos neurocientíficos asumen que está soñando con varias de las sensaciones que ha experimentado en el vientre materno: el pulso del corazón, los ruidos intestinales o incluso los ruidos fuertes que lo rodean. Puede suceder que se asuste con un portazo y como reflejo patee la zona abdominal de la madre.

Primeros instintos

En esta fase prenatal temprana surgen ya los sentimientos primarios como el miedo o la alegría, los cuales están anclados en la amígdala, en el «complejo amigdalino» escondido en lo profundo del cerebro, una de las partes más antiguas, desde el punto de vista evolutivo, de nuestro centro neurálgico. Este complejo amigdalino es fundamental para la ingesta de alimentos, el deseo sexual y la supervivencia en la confrontación con enemigos.

Al mismo tiempo, el feto ya almacena sensaciones y, aun cuando no pueda recordarlas de manera consciente, aprende en este proceso. Los bebés se relajan, por ejemplo, cuando se les lee en voz alta una historia que ya han escuchado desde que estaban en el vientre de su madre, la velocidad de los latidos de su corazón disminuye. Mientras que, si escuchan voces desconocidas, permanecen alertas y menos relajados.

El temperamento y el comportamiento también se forman en la fase prenatal temprana. Janet DiPietro, de la Universidad Johns Hopkins en Baltimore, ha estudiado los rasgos prenatales de la personalidad. Los estudios muestran que la vida de la madre juega un papel importante al respecto. Según cuánto duerma la madre, si experimenta alegría o miedo por su embarazo, o esté agitada o tranquila, el torrente sanguíneo del feto se inundará con hormonas que determinarán su irritabilidad, esto es, qué tan sensible al estrés será después del nacimiento. Este tipo de influencias, el estrés, la nutrición y también las toxinas ambientales, juegan un papel más determinante que el que desempeña la genética en el desarrollo del sistema nervioso y, en consecuencia, en la inteligencia.

Aprender a través de los sentidos

Al principio de nuestra consciencia está la percepción sensorial, cuando vemos, oímos, tocamos o saboreamos. Estos estímulos audiovisuales, táctiles o incluso viscerales, que se transmiten en el área del propio abdomen —todavía en el vientre de la madre—, son la base de aquello que los humanos percibimos como sentimientos.

Sin duda, en las primeras etapas de la evolución, el organismo, que creaba estas condiciones, no estaba en realidad consciente de ello. Las percepciones cumplían funciones tan solo reguladoras. Por ejemplo, provocaban acciones específicas, como cuando un organismo unicelular se mueve hacia la luz o cuando una medusa persigue su alimento.

Estas percepciones en la red nerviosa, aun sin consciencia, hicieron posible el surgimiento de formas simples de aprendizaje. Tal como lo demostró Eric Kandel, el ganador del Premio Nobel, con la *Aplysia*, un caracol marino. Mientras más tocaban al caracol, menos reaccionaba este con el reflejo de repliegue, pues terminaba por «acostumbrarse» al estímulo. En términos prácticos, había un flujo menor de calcio a las células nerviosas y, como resultado, se liberaban menos neurotransmisores. Del mismo modo, nosotros automatizamos nuestras acciones y comportamientos, por ejemplo, al mantener el equilibrio cuando andamos en bicicleta. Lo importante es que aprendemos sintiendo, pues así los nervios se activan o se inhiben.

No es casualidad que con el verbo «sentir» podamos describir tanto una percepción táctil —por ejemplo, la dureza— como una condición emocional —por ejemplo, una infancia difícil—. Sin embargo, si queremos entender mejor el papel que los sentimientos tienen en nuestras vidas, es importante distinguir, cada vez y de manera precisa, entre la percepción sensorial para la cual se destinan células nerviosas específicas y lo que nuestro cerebro realiza en otro nivel con dicha percepción. Pues esto es crucial para poder regular nuestro equilibrio emocional y fortalecer así nuestra salud.

El neurólogo e investigador portugués António Damásio, quien realiza una investigación en la Universidad del Sur de California, distingue entre las «emociones» *(emotions)*, es decir, percepciones sensoriales que se almacenan en el cuerpo como una matriz nerviosa que forma una especie de mapa biográfico —como en el caso de la *Aplysia*—, y en otro nivel los «sentimientos» *(feelings)*, que se procesan en el cerebro, ya sea archivados como recuerdos o reprimidos en otras áreas del cerebro. Si bien estos ya no están en nuestra consciencia, no implica que desaparezcan. Estos «sentimientos», como veremos más adelante, pueden tener una gran influencia en nuestro bienestar, en nuestra enfermedad y en nuestra salud. Así también, el psiquiatra francés David Servan-Schreiber hace notar que, por la estrecha relación entre las sensaciones corporales y el cerebro, es más fácil influir en los sentimientos a través del cuerpo que por medio del lenguaje.

Equilibrio dinámico

Es gracias a Damásio que las neurociencias y las investigaciones cognitivas del cuerpo se hayan colocado en un primer plano. Ha cuestionado que el cerebro sea el único que determina nuestra identidad individual y, en consecuencia, también ha sometido a una revisión crítica el concepto del equilibrio biológico, al cual aspiran los organismos. La «homeostasis» implica reacciones coordinadas, en gran parte automatizadas, que mantienen al cuerpo en una condición estable mediante, por ejemplo, la regulación de la temperatura, el contenido de oxígeno en la sangre y el nivel del pH. Con frecuencia los procesos que conducen a la homeostasis se consideran relativamente mecanizados, tal cual se entiende la función de un termostato en un sistema de regulación de temperatura. Sin embargo, Damásio remite con regularidad a la estrecha y dinámica red del sistema nervioso, el inmunitario y el hormonal, subrayando el papel de factores determinantes que desempeñan las «emociones» y los «sentimientos».

Los organismos complejos, como los seres humanos, explica Damásio, viven en ambientes complejos, por lo que requieren amplios repertorios de conocimientos para poder decidir entre las distintas posibilidades de actuar. Esto les brinda la capacidad de planificar con anticipación, evitar situaciones adversas y aprovechar las circunstancias positivas. Según Damásio, el esfuerzo en procurar la homeostasis ya está presente en los seres vivos más simples, pero los «sentimientos» solo se dan en los sistemas nerviosos complejos. Son una representación especial de nuestras sensaciones físicas y experiencias corporales en nuestro cerebro. Esta representación nos ayuda no solo a reaccionar ante los retos del entorno con acciones (exterior), sino también activando nuestras representaciones (interior), que nos sirven para desarrollar soluciones a los problemas e incluso lidiar con sentimientos que pueden agobiarnos, como veremos más adelante.

Las «emociones» se dirigen hacia el exterior, al ámbito público. Por ejemplo, cuando alguien nos toca y nos asustamos, damos un pequeño brinco de manera visible, o, si nos sentimos avergonzados, nos ruborizamos. Los «sentimientos», por otra parte, son introspectivos y muy personales. Pueden transcurrir de manera inconsciente, o bien penetrar en nuestra consciencia. Nuestra vida interior es, por lo tanto, mucho más compleja que una simple red de nervios que reacciona a los estímulos.

Señales del *yo*

Los organismos complejos como los nuestros cuentan con dos disposiciones anatómicas y funcionales que sirven para conducirnos. Se encuentran en las áreas centrales del tronco encefálico, del hipotálamo y del cerebro anterior basal, desde donde se liberan neurotransmisores para realizar tareas en el organismo. También existen estructuras informativas que de manera continua proporcionan señales a todas las partes del organismo. Se trata de redes nerviosas y de las señales químicas de los neurotransmisores; las primeras funcionan como «carreteras» de información que es transportada por el torrente sanguíneo: hormonas, glucosa, oxígeno, dióxido de carbono o el nivel del pH. Las células nerviosas «leen» estos mensajes y los transmiten a las áreas centrales del cerebro, las cuales, a su vez, reaccionan y liberan más neurotransmisores. De esta forma, el cuerpo se prepara en fracciones de segundo para actuar, por ejemplo, estrechando los vasos o aumentando la presión arterial.

Solo cuando existe esta interacción de estímulos y reacciones, que cada vez se vuelve más compleja, se crean patrones con sentido, es decir, los diferentes sentimientos que al final llevarán a la consciencia. En términos más sencillos, esto se representa así:

PENSAMIENTO	Los modelos individuales de respuesta se hacen conscientes, se pueden formular como conceptos y ejecutar como comportamientos.
↑↓	
SENTIMIENTOS *(feelings)*	Los modelos sensoriales señalizan el dolor, el placer y emociones; se vuelven representaciones (por ejemplo: el deseo, la nostalgia).
↑↓	
REACCIONES *(emotions)*	Patrones de conducta complejos estereotipados (por ejemplo: la agresión, el asco, la vergüenza).
↑↓	
REGULACIÓN BASAL	Mecanismos biológicos simples (por ejemplo: metabolismo y reflejos).

Fuente: Damásio, 2002.

Hasta cierto punto, esta red con tantos factores que se contraponen es como un amortiguador en nuestro sistema nervioso para los estímulos externos. Protege nuestro organismo para que no se salga de control cuando el mundo que nos rodea cambia «de manera violenta, profunda y, con frecuencia, impredecible», dice Damásio. Este grupo de reglas, conformado por factores activadores o mitigantes, aminoran las influencias del exterior a través de las reacciones corporales, pues estas, al corregirse mutuamente, oscilan en un estrecho margen y, según Damásio, garantizan «un remanso de estabilidad en un mar de cambios».

¿Cuál es la importancia de esto? Experimentar, pensar y sentir deja huellas en nuestro cerebro y, de esta manera, nuestro cuerpo cambia incluso su composición genética. Nuestro cerebro posee una memoria, pero nuestro cuerpo también. Los procesos emocionales emiten señales biológicas, y estas incluso pueden influir en el destino de las generaciones futuras. Aún queda mucho por entender, pero el campo de estudio de la epigenética ya nos muestra relaciones fascinantes.

¿Podemos controlar los sentimientos?

¿Acaso esto ocurre por un esquema evolutivamente predeterminado, o tenemos alguna influencia al respecto? ¿Podemos controlar nuestros sentimientos? Y, si estos son tan importantes, ¿podemos al menos atenuarlos o fortalecerlos?

En el debate sobre el libre albedrío, es decir, sobre qué tan independiente es nuestra consciencia, el psicólogo estadounidense Benjamin Libet (1916-2007) sembró la duda a principios de la década de 1980 entre los seguidores del racionalismo cartesiano. Libet determinó que el cuerpo reaccionaba 500 milisegundos antes de que el cerebro estuviese consciente de ello, en el caso específico de contraer los dedos al inicio de una acción. El «potencial de preparación» de las células nerviosas responsables de actuar existe, según las mediciones de aquel entonces, de manera independiente de la consciencia.

Investigaciones recientes muestran que saber qué es lo que nos impulsa a actuar es mucho más complejo, porque el «potencial de preparación» —las ondas cerebrales que fueron objeto de medición— no siempre conduce al movimiento. En otras palabras, se puede influir en él. Por ejemplo, se observó en los sujetos de prueba que aquellos que practicaban meditación y entrenaban su concentración desde años atrás estaban en mejores condiciones de observar sus procesos internos, en comparación con otros. Algunos pueden identificar de manera fiable el estímulo para actuar y así retrasar conscientemente la acción. Sin embargo, esto no significa que la voluntad domine nuestro cuerpo. Tal vez se trata, más bien, de una mayor capacidad de introspección, de percibir las propias señales corporales; entonces, otra vez los «sentimientos», según los define Damásio, serían los actores reales.

Deseo y voluntad

Qué tan estrechamente relacionadas están las reacciones biológicas y las sensaciones psicológicas es algo que podemos observar con un pastel de chocolate. Suponiendo que a ti te fascina lo dulce y el chocolate, una región de tu cerebro se activa con el generador de impulsos de varios sentimientos, es el sistema de recompensas. Una parte importante es el núcleo *accumbens,* que se encuentra en los ganglios basales y posee muchos receptores para el neurotransmisor dopamina (véase pág. 70). Si estos son estimulados por impulsos nerviosos, se desencadena una intensa sensación de felicidad. Esto es lo que nos hace esforzarnos *(runner's high),* pero también nos vuelve propensos a la adicción, porque sustancias como la cocaína o el alcohol reducen la satisfacción, por así decirlo, pues emiten señales más fuertes que las obtenidas con el ejercicio.

Al contemplar nuestro pastel favorito, el sistema límbico activa funciones como la emoción, el aprendizaje y el impulso, mismas que la corteza cerebral reconoce como deseo y nos hace conscientes de ello. Si satisfacemos este deseo, la dopamina llega al hipocampo —una parte del cerebro responsable de la memoria y el aprendizaje—. Si nos gustó el sabor del pastel, la próxima vez que lo veamos, se desencadenará una nueva sensación de felicidad, incluso antes de que esté servido en el plato.

Brian Knutson, neurocientífico de la Universidad de Stanford, colocó a los sujetos de prueba en un escáner de imágenes por resonancia magnética que examina al cerebro. A la mitad del experimento les ofreció chocolates. El núcleo *accumbens* de quienes las aceptaron reaccionó de hecho antes de que ellos mismos supieran que dirían «sí». Por el contrario, en aquellos que no aceptaron el chocolate, la corteza insular —una parte de la corteza cerebral que es responsable de evaluar— indujo el «no, gracias» de manera claramente consciente, mientras que el acto de tomar el chocolate fue guiado por el instinto.

Cuando una persona reflexiona sobre un problema, compara las ventajas y desventajas o planea su futuro, utiliza la corteza prefrontal —parte anterior del lóbulo frontal—. Esta área del cerebro está interconectada con el sistema límbico y puede mantener las emociones bajo control, si en ese momento parece razonable.

Sin embargo, nos dejamos engañar con relativa facilidad por nuestros instintos primarios. Los psicólogos llaman a esto el efecto de encuadre *(framing):* cuando el mismo hecho se formula de manera diferente, las personas a menudo deciden de manera diferente. Si en un juego alguien nos advierte que podríamos perder una posible ganancia de veinte euros, tomamos riesgos para evitarlo. La amígdala nos motiva a hacerlo. Si, por el contrario, nos regalan veinte euros, la amígdala permanece pasiva. El resultado es el mismo a final de cuentas, en ambos casos tenemos la conciencia tranquila y la sensación de que actuamos de forma racional.

Interocepción: percibirse a uno mismo

Un reciente campo de investigación en colaboración con la neurociencia, la biofísica y la psicología es la interocepción. Detrás de ella se encuentra el conocimiento científico sobre el sentir de las «emociones», de las señales de nuestro cuerpo. Por ejemplo, hay estudios que muestran que algunas personas pueden percibir muy bien sus propios latidos del corazón sin ayudas técnicas, mientras que otras no pueden percibir el corazón en absoluto.

La interocepción es un buen ejemplo de cómo se diferencian los niveles sensoriales de las «emociones» y los «sentimientos», es decir, las sensaciones corporales y mentales que se mezclan en nuestra imaginación y que nos pueden confundir. Si antes de presentar un examen tengo palpitaciones y estoy nervioso, quizá se debe a que ya con anterioridad tuve una experiencia desfavorable en una situación similar y mi psique lo registró como miedo al fracaso. O nada más estoy así porque no he desayunado, mi presión arterial está baja y mi cuerpo me lo está indicando.

Por ejemplo, en el caso de los niños que sufren dolores, Tanja Hechler, profesora de psicología en la Universidad de Tréveris, ha descubierto que ellos a menudo reaccionan con miedo ante señales corporales inofensivas, como puede ser la tensión muscular. Las experiencias tempranas de estrés están relacionadas con esto. Por medio de ejercicios físicos, como el salto de tijera, los niños pueden aprender a distinguir entre la sensación de miedo («sentimiento») y el detonante corporal (de la percepción de las «emociones»).

Los estudios muestran que las personas con una buena interocepción tienen menos probabilidades de sobrentrenarse en los deportes, o pueden evaluar mejor las posibilidades de ganancia y pérdida, como ha hecho constar la neurocientífica inglesa Sarah Garfinkel de la Universidad de Sussex con los corredores de bolsa londinenses.

Intuición, ¿qué es?

Esto nos lleva al tema de la intuición, a ese muy conjurado sentimiento visceral que oculta nuestro saber en el subconsciente. El estadounidense Daniel Kahnemann, ganador del Premio Nobel de Economía por sus investigaciones sobre la toma de decisiones, describe la intuición como una fuerza intensa y, sobre todo, rápida, que se enciende antes que el pensamiento racional, pero que al mismo tiempo es más propensa a errores si la contrastamos con la racionalidad, que es más lenta.

Sin embargo, Gerd Gigerenzer, psicólogo alemán y exdirector del Instituto Max Planck para el Desarrollo Humano, concede especial importancia a la intuición. En cualquier caso, no hay decisión que se tome de manera puramente racional y, según argumenta Gigerenzer, la intuición sigue principios heurísticos. Separa en función de experiencias previas, y bajo un principio como el de votar con el pulgar arriba o abajo, aquello que no es trascendente y, por lo tanto, facilita una decisión razonada.

Investigadores de la Universidad de Ámsterdam llegaron a la sorprendente conclusión de que las decisiones simples se toman mejor racionalmente, pero que es más probable que las preguntas complejas se hagan por intuición. En un experimento, pidieron a los sujetos que eligieran entre cuatro coches nuevos en función de cuatro características, como el tamaño de la cajuela o el consumo de combustible. Tenían cuatro minutos para pensar, pero una parte del grupo estaba distraída y, como era de esperarse, tomó la decisión equivocada.

Sin embargo, el resultado fue muy diferente cuando las exigencias se hicieron más complejas. En este caso, se pidió a los participantes que hicieran su elección tomando como base 12 criterios. Los que decidieron de forma intuitiva obtuvieron un mejor desempeño. El 60% encontró de esta forma el mejor vehículo, en comparación con el 25% correspondiente al grupo que reflexionó su decisión.

Por supuesto que la intuición no es cualquier tipo de inspiración, sino una especie de reconocimiento automatizado de patrones que recurre a muchas experiencias acumuladas, con regularidades, sorpresas y similitudes. El sentimiento que de esta manera se crea fluye entonces en un proceso de evaluación consciente; es decir, la mayoría de las personas basa sus decisiones en una combinación de lógica e intuición, dependiendo de la cuestión y de su nivel de experiencia.

El sistema nervioso entérico: nuestro segundo cerebro

¿Se puede equiparar la intuición con lo que se denomina instinto visceral? No es tan simple. El intestino, que a veces se conoce como el «cerebro intestinal», es más antiguo que nuestro cerebro en cuanto al desarrollo del organismo, y se forma incluso mucho antes que el corazón y los pulmones. Las primeras formas de vida animal se las arreglaban sin un cerebro en la cabeza, pues solo poseían el intestino como centro neurálgico. Por eso, en el curso de la evolución se ha mantenido como un centro de control muy complejo: en los seres humanos contiene varios cientos de millones de células nerviosas, que es más de lo que contiene la médula espinal.

En muchos aspectos el «cerebro intestinal» se puede comparar con el cerebro en la cabeza. Sus células nerviosas reaccionan a muchos neurotransmisores, como la adrenalina —mensajera del estrés— o la serotonina —conocida como la hormona de la felicidad. Los neurotransmisores ayudan a las células nerviosas del intestino a comunicarse entre sí, pues en gran medida este trabaja de forma independiente. Él mismo analiza la calidad de los alimentos que fluyen por el tracto digestivo y decide cuántos jugos digestivos debe producir el cuerpo. El cerebro informa al abdomen sobre los estímulos importantes, como el estrés, que inhibe los músculos intestinales. Pero 90% de la comunicación fluye en dirección inversa, del vientre a la cabeza. Así, de manera constante el cerebro recibe información del intestino sobre los procesos del cuerpo. Por lo general, solo percibimos esto cuando hay señales de advertencia, como cuando se activa el área cerebral responsable del vómito ante algún patógeno en nuestra comida.

Por lo tanto, el cerebro intestinal tiene una especie de inteligencia propia, pero no hay evidencia de que sea el lugar en que se localiza la intuición. No obstante, de acuerdo con investigadores que estudian el funcionamiento de los intestinos, como Michael Schemann, especialista en biología humana de la Universidad Técnica de Múnich, es posible que las sensaciones inconscientes del intestino formen una especie de alfombra emocional que influya en nuestras decisiones. En cualquier caso, las últimas investigaciones demuestran cada vez más las relaciones entre los dos cerebros humanos, los cuales están conectados entre sí por el nervio vago. Las enfermedades neurológicas como el Parkinson o la esclerosis múltiple ahora están asociadas con los intestinos, y también hay evidencia de que el tipo de dieta influye en nuestro bienestar psicológico. Puedes consultar la pág.138 para saber qué cuidados seguir.

La anatomía de las emociones

Un grupo de investigadores de la Universidad Aalto en Finlandia ha realizado pruebas en más de mil participantes procedentes de Finlandia, Suecia y Taiwán para establecer cómo y, sobre todo, en qué parte del cuerpo se manifiestan las sensaciones subjetivas. El resultado es una especie de mapa de los sentimientos. En este estudio, por ejemplo, el miedo se manifestó como ansiedad en el pecho, y el afecto como calor en la cavidad abdominal. Dependiendo del tipo de sentimiento, y aunque fueron evidentes algunas claras diferencias en la anatomía, se concluyó que se trataba de un principio biológico universal, pues las diferencias entre europeos y asiáticos resultaron mínimas. Esto, según la investigadora Lauri Nummenmaa, nos permite reaccionar de forma adecuada como seres sociales, por ejemplo, ante la simpatía o la enemistad.

Estas señales físicas han sido subestimadas hasta ahora y tendrán que ser consideradas con más seriedad en las investigaciones que estén por venir. La influencia de los sentimientos es visible en todos los procesos mentales, y cuanto más fuerte sea su percepción, más fuerte será su influencia en la psique. Según Lauri Nummenmaa, cada uno de los participantes de la prueba presentaba una topografía única de la percepción corporal, pero, curiosamente, muchos ubicaron de manera intuitiva su *yo* en el torso y no en el cerebro.

António Damásio va aún más allá, cree que nuestra mente está destinada a servir al cuerpo. La consciencia permite que el conocimiento obtenga acceso a los sentimientos en primer lugar y que el efecto de estos se vea reforzado. «Quizá incluso más significativo», escribe en *Sentir y saber. El camino de la consciencia,* «es el hecho de que la consciencia sea la función biológica crucial que nos permite sentir la tristeza o la alegría, el sufrimiento o el placer, la vergüenza o el orgullo, el dolor por la pérdida de una persona o por el carácter transitorio de la vida».

Las tesis de este neurocientífico siempre me han fascinado, en particular porque me permiten comprender cómo funciona lo que hacemos en mi clínica. Es decir, sus tesis brindan una explicación plausible de por qué las terapias de medicina natural, las cuales están dirigidas holísticamente a todo el cuerpo, son capaces de conducir a cambios en todos los niveles.

2. Miedo y alegría: los polos de nuestras vidas

Los sentimientos —aquí me gustaría hablar en términos generales, tal como usamos este término en la vida cotidiana— son importantes para la supervivencia. Nos permiten responder a estímulos del entorno, en especial a aquellos que son útiles o peligrosos para nuestra supervivencia. En el cerebro se activan redes neuronales que envían señales a los núcleos cerebrales y se liberan hormonas, como el cortisol, que influyen en el perfil químico del entorno interno. Esto también cambia de manera temporal la forma en que funcionan muchos circuitos cerebrales, entonces tenemos la impresión de que nuestros procesos de pensamiento se están acelerando o ralentizando.

A la vez, parece que hay sentimientos básicos universales que, en el transcurso de la evolución, han estado anclados con profundidad en nosotros, los cuales se desencadenan una y otra vez en patrones similares de reacción. El antropólogo y psicólogo estadounidense Paul Ekman, que se ha especializado en comunicación no verbal, describe estos sentimientos como alegría, tristeza, miedo, ira, sorpresa, asco y desprecio.

Un segundo grupo individual y distinto de emociones se superpone a este espectro. Se conforma social y culturalmente e incluye, por ejemplo, sentimientos como la vergüenza, los celos, la culpa o el orgullo. Por último, hay una especie de trasfondo emocional que se presenta en forma de bienestar o incomodidad, tranquilidad o tensión.

Las siete emociones básicas según Paul Ekman

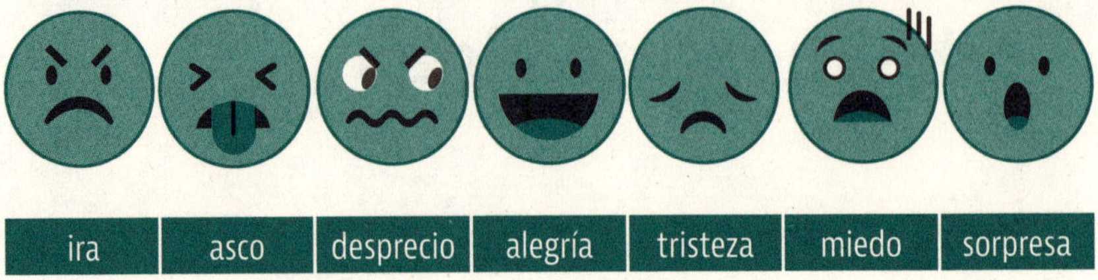

El psicólogo Paul Ekman identificó siete sentimientos básicos que se expresan de forma espontánea en nosotros y que solo el pensamiento puede amortiguar hasta determinado punto.

En todos estos niveles, como veremos más adelante véanse págs. 75 y ss.), podemos ejercer influencia con un poco de práctica, aunque en diferentes grados.

¿Por qué nos ruborizamos?

Uno de los primeros investigadores de la función de los sentimientos en la evolución humana fue Charles Darwin (1809-1882), cuyos escritos sobre el tema fueron redescubiertos hace pocos años. Darwin estaba particularmente interesado en cómo se manifestaban los sentimientos y lo probó con invitados en su casa de Londres. Les mostró placas fotográficas del neurólogo francés Guillaume Duchenne (1806-1875), quien había estimulado los músculos faciales de algunas personas mediante impulsos eléctricos y consideraba que el resultado mostraba expresiones de emociones auténticas. Darwin tenía dudas al respecto. Por eso preguntaba con frecuencia a sus visitantes cuáles emociones reconocían en dichas imágenes. Luego, ordenó aquellas imágenes que fueron identificadas de manera unánime con alguna emoción en grupos correspondientes a los sentimientos básicos universales. Su método experimental fue audaz e inusual para la época victoriana.

Darwin estableció, entre otras cosas, que los sentimientos más elementales también están presentes en el reino animal. Por ejemplo, comparó el acto de levantar el labio superior como expresión de agresión en humanos, con el comportamiento del perro que expone sus dientes delanteros para infundir miedo en su oponente. Pero también despertaron su interés las emociones adquiridas culturalmente. En su «teoría del rubor», entonces, razonó que la atención dirigida a una parte del cuerpo conducía a que los vasos sanguíneos se dilataran allí y que, cuanto más a menudo sucediera, esta reacción también podía heredarse. Así, la teoría del rubor de Darwin se convirtió en un primer acercamiento a la epigenética, a la transmisión por herencia de los sentimientos y el comportamiento.

A veces solo bastan algunas fracciones de segundo para que en el rostro o en la postura corporal se manifieste un sentimiento, pero, a pesar del poco tiempo, somos sorprendentemente buenos para percibir el verdadero estado de ánimo de la persona que está frente a nosotros, al menos con emociones no disimuladas que aparecen entre medio y cuatro segundos. Es mucho más difícil con las llamadas microexpresiones, que a veces duran solo un trigésimo de segundo, en la mayoría de los casos, cuando no queremos mostrar nuestros verdaderos sentimientos (por ejemplo, en el lugar de trabajo). Estas señales emocionales minicortas solo se han hecho evidentes, por citar un caso, cuando los sujetos de prueba han sido filmados y las grabaciones se han reproducido en cámara lenta, dado que las señales son muy breves, tanto que ni siquiera penetran en la propia consciencia. Sin embargo, sí dejan huellas en el cerebro de la otra persona, así lo demostró un experimento de investigadores de la Universidad de Tilburg (Países Bajos). En una proyección durante una prueba, a una serie de imágenes neutras se le intercalaron escenas repugnantes que eran tan cortas que no penetraron en la consciencia. Justo después, el grupo de participantes rechazó probar alimentos sin poder encontrar una razón para ello. De manera similar, registramos las expresiones más mínimas de la persona que está frente a nosotros y en cuestión de segundos nos formamos un juicio, a pesar de que creemos que en realidad reflexionamos sobre nuestras opiniones de las personas en cuestión.

La serpiente eterna

No es casualidad que el diablo se acerque a Adán y Eva en forma de serpiente, ya que su imagen desencadena el miedo, uno de los sentimientos universales más poderosos y señal de advertencia. Dicha imagen está tan profundamente grabada en nosotros que nos asustamos cuando percibimos, sin esperarlo, una sombra que se mueve de manera similar, aunque sabemos que no nos encontraremos con una serpiente en nuestra sala, por ejemplo. El psicoanalista C. G. Jung (1875-1961) enfatizó que la serpiente representaba todos los instintos de la prehistoria.

La serpiente, como criatura potencialmente peligrosa, ha acompañado la formación de nuestro cerebro emocional durante el proceso evolutivo y se ha convertido en una serpiente eterna. Por esta razón, su símbolo puede desencadenar el miedo como arquetipo incluso en nuestra infancia temprana. El trueno es una señal igual de intensa.

Otros detonantes emocionales se construyen con base en experiencias y recuerdos que hemos tenido en el transcurso de nuestras vidas. Una caída de las escaleras del sótano, por ejemplo, puede convertirse en una incomodidad general con las escaleras; el recuerdo de una intoxicación alimentaria permanece con frecuencia presente en forma de asco hacia el desencadenante (o sea, el producto o alimento que desencadenó la intoxicación).

Estudio de caso: la ansiedad como causa de dolor crónico

Una paciente de 42 años acudió a nosotros con un intenso dolor de espalda crónico. Apenas podía dormir por la noche y no podía sentarse o estar de pie durante mucho tiempo. Llevaba medio año con incapacidad laboral y el dolor le impedía ejercer su profesión como auxiliar dental. El contacto físico le era muy difícil de tolerar, reaccionaba con tensión muscular cuando le aplicábamos cada día en el pecho las compresas frías que utilizamos en nuestros pacientes para «apagar» el sistema nervioso; la acupuntura le incomodó mucho, y apenas pudo tolerar la terapia con ventosas. Un masaje cuidadoso con el fisioterapeuta consiguió los primeros éxitos: a consecuencia del contacto ella comenzó a llorar, pero poco a poco empezó a relajarse. El contacto parecía ser un tema central. Así que tuve una larga conversación con ella y traté de averiguar qué papel desempeñaba el tacto en su vida. Más bien de manera indirecta, quedó claro que la mujer y su marido llevaban mucho tiempo durmiendo en habitaciones separadas. Él tenía una relación nueva con otra mujer, también casada, y la situación no era fácil, pues a la pérdida de su relación íntima se agregó el tener que convivir con el esposo, uno al lado del otro, en el mismo departamento. Sin embargo, la paciente no quería que su marido se mudara, tenía mucho miedo, me dijo. Un día, durante la visita matutina, relató un extraño sueño en el que era niña otra vez y los muebles de su habitación, que recordaba de manera exacta esa noche, se derrumbaron gradualmente con un fuerte crujido. Cuando le pregunté qué edad tenía en el sueño, de repente recordó que sus padres peleaban con frecuencia en esa época y querían divorciarse. A pesar de que eso no pasó, en ese momento ella desarrolló miedo a la oscuridad y un asma nerviosa.

Al día siguiente, el dolor de espalda de esta paciente se había reducido bastante, al igual que la tensión de los músculos. Esto le dejó claro que la situación no resuelta con su marido influía en los síntomas, quizás era incluso la verdadera causa. Ella salió de la clínica con muy poco dolor y con la intención de aclarar su matrimonio y tal vez concluirlo.

Es difícil prepararse contra sentimientos primarios como el miedo, pues constituyen señales de advertencia demasiado importantes como para ignorarlos. Solo los pacientes cuya amígdala está calcificada o lesionada por alguna enfermedad reaccionan por completo sin miedo. Incluso quienes han visto veinte veces la famosa escena de la ducha en la película *Psicosis* vuelven a asustarse una y otra vez cuando la sombra del asesino aparece detrás de la cortina. En esta escena, el director Alfred Hitchcock (1899-1980) juega con nuestros conceptos y miedos interiores, pues el hecho real no se ve nunca en la película.

Fuera de control: trastorno de ansiedad

La mayoría de las emociones ocurren en el cerebro, en el sistema límbico, y nosotros ni siquiera las notamos. Solo cuando participa la corteza cerebral nos damos cuenta de los sentimientos. La corteza prefrontal —la parte anterior del lóbulo frontal— evalúa las emociones y también puede atenuarlas. Por eso podemos calmarnos después del primer sobresalto y recuperar el aliento para ahuyentar la sensación desagradable. Por otra parte, en las personas con trastornos de ansiedad y miedo, la amígdala permanece activa sin control y continúa estimulando una red de glándulas hormonales y regiones nerviosas, activando así el llamado eje hipotalámico-hipofisiario-suprarrenal. Como consecuencia, hay palpitaciones y dificultad para respirar, boca seca, temblores y tensión muscular, entre otros síntomas. Por ejemplo, se sabe que los veteranos de guerra con trastorno de estrés postraumático (TEPT) presentan un debilitamiento significativo de la función de control del lóbulo frontal. Al parecer, la predisposición a padecer miedo y ansiedad puede estar influenciada genéticamente, las mujeres tienen un riesgo dos veces mayor de desarrollar un síndrome de ansiedad, y es posible que las responsables de ello sean las hormonas.

Si la ansiedad se vuelve crónica y se arraigan en la mente detonadores específicos, como los lugares vacíos o los espacios estrechos, puede haber consecuencias significativas para la vida cotidiana de los afectados. Uno de cada tres europeos presenta un síndrome de ansiedad en algún momento de su vida: ataques de pánico, miedo a la pérdida, trastorno de estrés postraumático, neurosis obsesivo-compulsiva o alguna fobia. En casos de miedos normales, o el detonador desaparece, o bien la corteza prefrontal desencadena con el tiempo una reacción relajante. Esta corteza también puede cambiar la evaluación del miedo mediante el aprendizaje o mediante nuevas experiencias.

Los pensamientos y las creencias arraigadas son los principales detonadores de los trastornos de ansiedad, por ejemplo, la idea de hacer el ridículo en público o pensar en desmayarse por cansancio justo al pasar por el túnel de la autopista. Con las terapias conductuales, que permiten al cerebro tener nuevas experiencias, muchos de los síndromes de ansiedad pueden tratarse de manera adecuada.

Cuando, por ejemplo, una persona presenta una fobia a las arañas y ha realizado exitosamente una terapia conductual, al ver una araña su amígdala todavía se estimulará de igual manera, pero la corteza prefrontal estará más involucrada que antes de la terapia y reprimirá el impulso de ansiedad.

El miedo en la cabeza

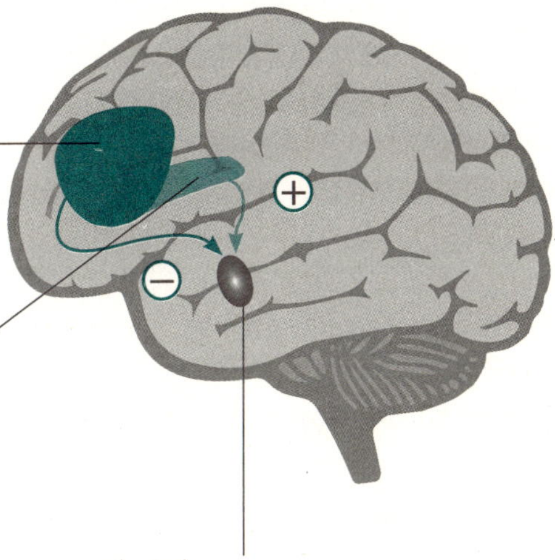

La corteza prefrontal evalúa, ordena y permite el pensamiento racional. Puede mitigar el miedo y la agresión.

La corteza prefrontal y la circunvolución del cíngulo anterior mejoran la percepción de las señales de alarma y la información negativa.

En lo profundo de la cabeza se encuentra la parte más antigua del cerebro: la amígdala. Ahí surgen los sentimientos espontáneos, como el miedo y la agresión, incluso antes de que penetren en la consciencia. Si se activa el núcleo de la amígdala, se liberan neurotransmisores que, a través del sistema nervioso central, preparan al individuo para la huida o para la lucha. Las experiencias emocionales se almacenan aquí.

La alegría se puede entrenar

Diferentes emociones tienen lugar en diferentes regiones del cerebro. Si se observa la bóveda craneal mediante una tomografía por resonancia magnética funcional —una técnica en la que se obtienen imágenes para el diagnóstico— pueden verse los patrones de actividad especializados para sentimientos como la felicidad, la tristeza, la ira y el miedo. Sin embargo, las redes neuronales que se activan con ciertas emociones se superponen en gran medida. La tesis que establece que en el hemisferio izquierdo del cerebro se concentran los sentimientos más positivos, y en el derecho los más negativos, aún no se ha comprobado.

Enseguida salta a la vista que, en un primer momento, los sentimientos positivos se consideran menos importantes para la supervivencia en comparación con el miedo, que es una señal de advertencia, sobre todo. Pero si se mira a largo plazo, el bienestar juega un papel importante para la preservación de las relaciones sociales y de la cooperación entre personas. Un sentimiento como la alegría, el único sentimiento básico positivo, ayuda a adquirir nuevas habilidades. Hay una alegría que de forma natural fluye de nosotros y otra que se genera desde el exterior (por ejemplo, a través del elogio). Las investigaciones en el campo del aprendizaje indican que el tipo de alegría que otros generan en nosotros es, por su naturaleza, más pasajera.

Expresamos alegría de maneras muy diferentes, por ejemplo, con una sonrisa. Tal vez practicas yoga, como yo, y en repetidas ocasiones el instructor nos ha llamado la atención no solo por nuestra respiración, sino porque olvidamos sonreír. Si solo trato de no perder el equilibrio en un asana, entonces maldigo por dentro y casi estoy apretando los dientes. Pero si uno nada más realiza la postura, relaja la boca y sonríe, entonces puede percibir cómo la relajación fluye más en el cuerpo. Esto ocurre aun si no se había sentido bienestar hasta ese momento.

Por lo tanto, la alegría se puede entrenar. Las sonrisas o risas dirigidas estimulan circuitos que, por ejemplo, aseguran que los compuestos proteicos (neuropéptidos) se liberen en el sistema nervioso central, así mejoran la comunicación de las células nerviosas y calman el estrés. Cada sonrisa también asegura que los neurotransmisores relacionados con el sentirse bien, dopamina, endorfina y serotonina, se liberen en el sistema nervioso. Estos garantizan que la presión arterial se reduzca y que el corazón lata con más calma.

Sonreír también trae como consecuencia que les parezcamos más atractivos a otras personas. En la corteza orbitofrontal de la persona que nos observa, se activa una región que es responsable de la satisfacción sensual. Cuando alguien recibe una sonrisa puede considerarse recompensado, en el sentido literal de la palabra.

Sonreír también es contagioso. Esto se debe a las células nerviosas en el giro cingulado —una bobina cerebral en el sistema límbico—, las cuales son responsables de arrancar una sonrisa de manera automática e imperceptible. A los sujetos de prueba les resulta difícil, por ejemplo, hacer algún gesto negativo ante una persona sonriente, sus músculos siempre se mueven hacia una sonrisa. Así, la evolución ha creado un mecanismo que se refuerza a sí mismo y mantiene vivos los sentimientos positivos durante el mayor tiempo posible.

Un metaanálisis reciente, que investigó durante 50 años las emociones, también demostró que la expresión facial influye en nuestros sentimientos. El efecto no es tan grande como para que uno pueda volverse una persona feliz tan solo con una sonrisa, enfatiza Nicholas Coles, uno de los investigadores de la Universidad de Tennessee. Sin embargo, el resultado muestra que hay muchos bucles de retroalimentación entre cuerpo y sentimiento. Y también vale la pena, como ya ha quedado evidenciado, sonreír conscientemente de vez en cuando.

El humor es importante

El humor tiene mucho que ver con la risa o las sonrisas, pero no es un sentimiento en sí mismo, sino la capacidad de serenarse que conduce a sentimientos positivos y que también puede disparar la curación. Un ejemplo legendario: a principios de la década de 1970, el periodista científico estadounidense Norman Cousins (1915-1990) padeció una enfermedad inmunitaria del tejido óseo, dolorosa en extremo, la cual era difícil de tratar en ese momento. Los médicos le dieron pocas posibilidades de sobrevivir. Cousins hizo su propia investigación y encontró que las depresiones tenían un efecto negativo en la enfermedad. Entonces concluyó que el buen humor debía ser sanador. Así que se mudó del hospital a un hotel y todos los días se dedicó durante horas a ver películas cómicas o a leer libros divertidos. Después de cada ataque de risa, sus dolores disminuían, hasta el momento en que Cousins recobró por completo la salud. Mientras tanto, se ha desarrollado una investigación sobre la risa, misma que ya ha sido capaz de corroborar con sustento científico gran parte de esta historia.

El neurólogo parisino Henri Rubinstein, autor del libro *Psicosomática de la risa*, la define como «una reacción corporal involuntaria a una emoción percibida como agradable». Todos los músculos faciales se involucran, pero también se activan los músculos pectorales y del diafragma. El intestino se masajea, los bronquios se dilatan, las cuerdas vocales vibran. Debido al intercambio intensificado de gases en los pulmones, la sangre se enriquece con más oxígeno. Rubinstein denomina a la risa como una terapia respiratoria gimnástica y curativa, con la cual, por ejemplo, se puede dar tratamiento contra la ansiedad (con respiración superficial).

La risa conduce a una reducción de las hormonas del estrés como los corticoides y las catecolaminas. El sistema inmunitario se fortalece: el número de linfocitos T crece, la actividad y la cantidad de células agresoras naturales aumenta, y los anticuerpos se multiplican. También, después de reír, se detecta un aumento en el interferón gamma, que las células liberan en caso de una infección viral. La sensibilidad al dolor se reduce.

La psicología de lo positivo

«Don't worry – be happy», por supuesto que no es tan fácil, y por eso el uso de la psicología positiva es inadecuado y exagerado al aplicarlo para todo tipo de situaciones. Sin embargo, los fundamentos de este enfoque, que el psicólogo estadounidense Martin Seligman resumió en la década de 1990, contienen un aspecto muy importante que también encontramos en la medicina natural, es decir, la medicina integrativa: el enfoque se desplaza de los déficits de los seres humanos a sus recursos. Si la psicología positiva entrena a las personas para que cambien su perspectiva y, por lo tanto, fortalezcan sus sentimientos positivos, el resultado también será positivo para su salud.

Por ejemplo, las personas con actitud positiva son menos susceptibles a sufrir un resfriado, porque el sistema inmunológico se fortalece con buenos sentimientos. En un experimento, un grupo de personas fue infectado con el virus de la gripe y luego estuvo bajo observación en cuarentena; la parte optimista del grupo no desarrolló ningún síntoma o solo síntomas más débiles. Un ejemplo famoso es el estudio de los ensayos autobiográficos que un grupo de monjas escribió cuando ingresaron al convento. Sesenta años después, los investigadores analizaron su contenido y compararon sus declaraciones con la esperanza de vida. Resultó que, de la población de monjas, el 25% que era más positivo vivió diez años más que aquellas que eran psicológicamente más vulnerables. Ese es un número impresionante, pues los no fumadores solo pueden ganar siete años más de vida en comparación con los que fuman. Otro estudio muestra que una actitud positiva ante la vida podría retrasar el inicio del cuadro completo de síntomas en el VIH por 18 meses. De igual manera, disminuye también el riesgo de sufrir un accidente cerebrovascular.

Ser optimista no significa ignorar los aspectos negativos de la vida. El optimismo es, más bien, la capacidad de las personas para ver y reconocer lo positivo. Al trabajar con nuestros pacientes, este es un objetivo central y de suma importancia, y tú también puedes aprenderlo, como te lo mostraré en los capítulos 9 y 10.

3. Ser tocado: una sensación única

Nueve de cada diez padres están presentes en el nacimiento de su hijo en la sala de partos. Para nosotros los hombres, esta es una experiencia existencial y maravillosa que podemos experimentar sin el dolor de las mujeres embarazadas. Pero los padres también pueden ocasionar un efecto terapéutico muy concreto mediante el tacto. El fisiólogo del dolor Pavel Goldstein, de la Universidad de Haifa, en Israel, sostuvo la mano de su esposa durante el nacimiento de su hija. Más tarde, su esposa le dijo que eso la había ayudado en gran medida a superar el dolor del parto. Goldstein estaba orgulloso e impresionado, y decidió estudiar este fenómeno en otras 22 parejas. De este modo, fue capaz de probar de forma científica algo que por intuición puede parecer bastante obvio: cuando alguien nos toma la mano, enseguida nos sentimos mucho mejor.

Pero ¿por qué? Goldstein no solo pudo demostrar que el contacto corporal alivia el dolor. Incluso el ritmo cardiaco y la respiración de las dos personas se sincronizan. Tal vez esta sea la explicación física para el fenómeno, demostrable socialmente, de que el apoyo es importante para nuestro bienestar y es la curación en caso de enfermedad. La sensación de seguridad se intensifica con el tacto, y aún más cuanto más familiarizadas estén las personas entre sí. El contacto con la piel, como las caricias, puede ayudar de manera considerable, por ejemplo, en los bebés prematuros, pues este alivia el estrés causado en ellos por las intervenciones médicas necesarias, como pueden ser las agujas de infusión en la incubadora.

Tocar significa establecer un vínculo

Tocar y tener contacto es el sentido más antiguo del mundo y es también el responsable de nuestros primeros vínculos. Por eso los bebés lloran en cuanto se les recuesta, aunque continuemos hablándoles de pie junto a ellos. Los recién nacidos que de inmediato estuvieron en contacto con la piel de su madre se conmovieron emocional y físicamente. De esta forma, son capaces de mantener su temperatura corporal durante más tiempo que cuando se les recuesta en una incubadora neonatal. Incluso un año después, no experimentarán frustración tan fuerte o tan rápido, y serán capaces de calmarse mejor que otros bebés de su edad. Los bebés prematuros tienen más dificultades porque a menudo pasan sus primeros días de vida en la incubadora, donde solo pueden recibir caricias desde el exterior a través de una ventana para las manos. Pero cuando esto ocurre, el éxito se puede observar hasta diez años después, pues tienen mejores capacidades cognitivas, no se estresan tan rápido y duermen mejor. De manera contraria, se ha observado en los ratones que estos se vuelven apáticos y deprimidos si se les separa de sus semejantes. Aun cuando no podemos comparar directamente entre seres humanos y ratones, sí queda demostrado que los acontecimientos estresantes en la infancia aumentan a futuro la susceptibilidad al sufrimiento mental.

Un famoso experimento es aquel de Harry Harlow (1905-1981), psicólogo e investigador de primates originario de Estados Unidos, que en 1958 publicó un estudio titulado «The Nature of Love» (La naturaleza del amor). Como parte de su experimento, elaboró unas madres sustitutas de alambre para un grupo de macacos jóvenes. Algunas estaban desnudas, pero les permitían succionar leche de un contenedor. Las otras estaban cubiertas de pelo suave, pero dejaban a los pequeños macacos hambrientos. Si los pequeños monos se asustaban o estresaban, se refugiaban y abrazaban siempre a la madre cubierta de pelo. Esto constituyó un resultado sensacional para el desarrollo de la psicología de esa época. Trastocó por completo la teoría dominante en ese momento, pues por primera vez se reconoció que el afecto cumple una importante función biológica y que no es un mero lujo para bebés «mimados». Incluso en algunas situaciones es más importante que la alimentación.

Nuestro sentido del tacto contiene, entre otros elementos, unos conductores nerviosos muy especiales, los receptores táctiles-C. Son más lentos que otros receptores de la piel, transmiten percepciones como el dolor o el frío desde el interior del cuerpo al exterior, ¡y reaccionan sobre todo a las caricias! Percibimos de manera óptima un contacto a 32 grados Celsius —correspondiente a la temperatura de las yemas de nuestros dedos— y a una velocidad de uno a diez centímetros por segundo. Esto quizá se escuche como algo sacado de un libro de texto de física, pero aplicamos esta regla de forma intuitiva cuando acariciamos a alguien. El efecto puede rastrearse hasta el cerebro. Por ejemplo, ahí se libera la oxitocina, una hormona que, entre otras funciones, refuerza el vínculo con un ser querido. Los niños que reciben menos amor producen menos oxitocina cuando son adultos. Esto puede hacer que su propio papel de padres se dificulte si no son capaces de compensar de otras formas sus carencias de la infancia.

La ilusión de la mano de goma

¿Quién es la que en realidad siente?, ¿nuestra mano o nuestra cabeza? Para poder entender qué tan difícil es distinguir entre ambas, observemos el experimento sobre la ilusión de la mano de goma. Funciona de esta manera: se pone una mano de goma sobre la mesa, al lado de la mano real de la persona que hace la prueba. La mano real queda cubierta por una pantalla, de manera que no es visible y solo se puede ver la mano de goma. Entonces, ambas manos se acarician a un mismo ritmo con un pincel, tanto la mano de goma, que es visible, como la mano real, que está cubierta. Al cabo de un tiempo, la persona que realiza la prueba tiene la clara impresión de que la mano de goma es la que pertenece a su cuerpo y, cuando la mano de goma (el objeto inanimado) recibe un golpe en el pulgar con un martillo, la persona se sobresalta y estremece.

Sentir también influye en nuestra imagen corporal, y con pequeños trucos como este podemos crear experiencias, por así decirlo, extracorporales. De hecho, ese tipo de ilusiones ya se utiliza de manera terapéutica para tratar los trastornos de la percepción. Por ejemplo, Laura

Schmalzl, del Instituto Karolinska en Estocolmo, trata pacientes con fuertes dolores fantasma usando un espejo. Por ejemplo, en una terapia a una mujer a quien tuvieron que amputarle la mano, esto le crea la ilusión de que se le está acariciando una mano sana, mientras alguien le acaricia el muñón de la mano que perdió. Esto reduce el dolor fantasma, ya que para el cerebro «se refleja» una mano intacta. Este mecanismo exacto o «sensación fantasma» aún no se comprende del todo.

Reflejarse en el otro

Por lo tanto, los sentimientos también se refieren a percepciones y sensaciones que van más allá de nuestro propio cuerpo. Esto no solo se aplica a las manos de goma, sino a todos los demás seres vivos. En los niños pequeños se puede ver con mucha claridad, cuando uno llora, el otro también lo hace porque hay empatía. Desde el punto de vista evolutivo, la empatía es una ventaja, es la capacidad de sentir como los demás. En la sabana, si una cebra ve a un depredador, se asusta y de inmediato asusta también a toda la manada.

Cuando somos empáticos, estamos en resonancia con los sentimientos de otra persona o de otro animal, como el miedo, la tristeza o la alegría. Ciertas células nerviosas de nuestro cerebro, las neuronas espejo, están implicadas en esto. Estas fueron descubiertas en la década de 1990 por un grupo de investigación italiano en Parma. Los científicos en realidad querían averiguar cómo se planifican los movimientos en la cabeza. Por lo tanto, colocaron un electrodo tan delgado como un cabello en el cerebro de un macaco y rastrearon cuáles células nerviosas se activaban cuando tomaba diferentes objetos. Por casualidad descubrieron que en el cerebro del animal se «disparaba» la misma neurona cuando el investigador tomaba una pasita que cuando el macaco mismo la tomaba. El cerebro del primate reflejaba lo que el humano estaba haciendo.

Pero esta capacidad debemos aprenderla. Los bebés todavía no pueden ver dónde está el límite claro entre ellos mismos y su entorno, por ejemplo, con su madre. Sin embargo, al llegar a la edad de tres o cuatro años comienzan a consolar a su madre cuando está triste, pues perciben sus sentimientos. En un principio, el descubrimiento de las neuronas espejo provocó un verdadero escándalo entre la comunidad científica, y se creía que la fuente de compasión se ubicaba en la cabeza. Hoy en día se tiene más objetividad al respecto. La tarea más importante de las neuronas espejo, que también muchos animales tienen en diversos grados, parece ser el análisis inconsciente de los patrones de movimiento y, de este modo, se está preparado para la cooperación. Esto funciona incluso cuando lo que se refleja son acciones realizadas por un robot, es decir, en una situación en la que la compasión debería ser intrascendente. Aun así, hay algunos fenómenos que todavía resultan extraños e inexplicables: las neuronas espejo no reaccionan a las pantomimas ni a los gestos sin sentido. Pareciera que ellas, o sus redes nerviosas, solo están programadas para responder ante sentimientos «reales».

Hay euforia, pero también muchas críticas en este aspecto. El papel de las neuronas espejo, que ahora también se han descubierto en otras regiones del cerebro distintas de las motoras, está lejos de entenderse del todo. Si bien las neuronas espejo son la base para el comportamiento social, ellas mismas no transmiten entendimiento, sino que son parte de un sistema multicapa de neuronas que en última instancia conducen a la empatía.

Empatía entre médico y paciente

La compasión es una de las motivaciones más importantes para llegar a ser médico. Pero mientras se cursan los estudios, la empatía disminuye. Esto no solo se debe a las realidades de la vida laboral cotidiana, como la falta de tiempo, sino también al hecho de que los médicos tienen que aprender a distanciarse emocionalmente para tomar decisiones y ser capaces de actuar en una crisis. Me alegro de no estar trabajando en mi área original de especialización, la medicina de cuidados intensivos, donde todo es cuestión de reacciones rápidas y mantener la cabeza fría. Cuando se es médico internista, y aún más en la medicina natural, la relación médico-paciente adquiere más importancia y espacio para la terapia.

Mientras que en el pasado se esperaba que un médico fuera racional y sobrio, la empatía ha recuperado un gran prestigio en la medicina moderna, gracias también a los resultados en las investigaciones sobre el cerebro. Los estudios muestran que los pacientes que perciben empático a su médico describen con mayor precisión sus dolencias, siguen mejor las indicaciones (adherencia) y es menos probable que estén insatisfechos con el tratamiento. También el contacto físico del médico, aunque no tenga nada que ver con la terapia, ya sea un toque ligero o un apretón de manos, se percibe como agradable. Los médicos también se mantienen más sanos y están más satisfechos con su trabajo cuando pueden dedicarse de manera más personal a sus pacientes.

Un punto por el cual la medicina natural es tan popular entre los pacientes, es que permite mayor contacto con los médicos, las enfermeras y los cuidadores por medio de entrevistas clínicas detalladas, consultas y la atención, pero también en el marco de las aplicaciones, con las envolturas, las compresas, el tratamiento Kneipp o los masajes. Según mi propia experiencia, es muy importante mantenerse en contacto con los pacientes para ayudarlos a percibir su estado mental actual y tratar de averiguar qué podría estar detrás de sus dolencias, como situaciones de su vida personal o patrones biográficos. Aquí está el ejemplo de un paciente.

Estudio de caso: protección, ayuda y cuidado como terapia

Sabine G., médica de 42 años, que fue tratada por una rara enfermedad neurológica, describe cómo experimentó las terapias:

«Durante la estancia en el hospital, el mayor efecto fue una profunda calma y la sensación de confianza. Esto se fue acumulando lentamente durante la primera semana y luego ganó terreno. La diferencia con las experiencias de los tratamientos médicos en los dos años anteriores fue la vivencia más importante para mí. Tengo la sensación de que mi deseo tan infantil de protección y ayuda se cumplió con el tiempo y la paciencia de una joven médica. Después de experimentar diagnósticos erróneos, evaluaciones equivocadas y falta de comuni-

cación sobre mi rara enfermedad, este tratamiento (que nada tiene que ver con medicamentos) me dio a mí, siendo yo misma médica, la oportunidad de dejar ir, de soltar y ceder ante el profundo agotamiento. No recuerdo haber tenido un sueño tan reparador en algún momento en los últimos años. Poco después, también fue muy importante para mí que el jefe regresara de sus vacaciones y me hablara con naturalidad y empatía durante mi estancia en la clínica. No me veía como un caso problemático ("¡Oh, vaya, una doctora!" o "usted, siendo doctora, ¿tiene esos problemas y tiene que asistir a una clínica de medicina natural?"), sino que me tomó en serio como una persona racional con una enfermedad grave. El contacto con otros médicos también tuvo un efecto curativo. Todos los demás elementos del tratamiento resultaron de una importancia enorme, sobre todo, el contacto, por ejemplo, a través de los masajes. "Sanación" es una palabra que describe muy bien mi experiencia de las dos semanas. En realidad es una palabra que se usaba en la antigüedad para designar la experiencia curativa corporal y mental».

Mi colega Tobias Esch, profesor del Instituto para la Asistencia Sanitaria y la Promoción de la Salud Integrativas de la Universidad de Witten/Herdecke, realizó un proyecto de investigación «GAP – Felicidad en el consultorio» en el Hospital de Colonia-Merheim. Él relata que la adicción, la depresión y el riesgo de suicidio aumentan entre los profesionales médicos cuando disminuye su empatía y la vivencia de estar vinculados socialmente. Los médicos que aprenden a ser empáticos no solo son más felices y sanos, sino que a sus pacientes también les va mejor. Por ejemplo, los cirujanos que han recibido entrenamiento para desarrollar la empatía suelen conseguir mejores resultados en el proceso de recuperación de sus pacientes.

Cuando un médico coloca un estetoscopio en el pecho de un paciente, percibe algo más que los latidos del corazón y los sonidos del pulmón, él construye una relación. Esto no solo es importante para el éxito del tratamiento, sino que también puede cambiar el diagnóstico. Los médicos que todavía observan el cuerpo en carne y hueso examinan, palpan, auscultan y tal vez incluso conocen a sus pacientes desde mucho tiempo atrás. Por eso adquieren un olfato para diagnosticar qué escapa a la cuadrícula de datos que por lo general se recopilan. Además, tienen muy buen oído para los sentimientos más indefinidos de los pacientes.

Una medicina ajena al cuerpo

El médico internista berlinés Michael de Ridder ve la alienación de los sentidos de los médicos como el núcleo del problema. Los médicos ya no sienten, analizan. Tan solo la palabra «tratamiento» da fe de una tradición en la que sentir, oler, probar y mirar eran los principales instrumentos del médico. En el pasado, como nos contaban nuestros profesores, durante la visita uno se sentaba al lado de la cama y lo primero que se hacía era poner la mano en el abdomen del paciente. Así, de inmediato se percibía el tono muscular, los ruidos intestinales, la temperatura corporal y la transpiración del paciente. Hoy en día, en la mayoría de las clínicas los médicos están de pie al final de la cama del paciente, sosteniendo una hoja de datos y discutiendo entre ellos los resultados del laboratorio.

Palpar, auscultar y percutir aún forman parte de la capacitación básica, pero la mayoría de los médicos tienden a confiar más en las mediciones y las técnicas de imagen. Incluso los cirujanos, que son los artesanos de la profesión, entran en contacto con los cuerpos cada vez con menos frecuencia. Al cortar y coser con la ayuda de láseres y robots, sus ojos a menudo se centran más en el monitor de una computadora que en el paciente. El médico ha pasado de ser un trabajador manual a uno que trabaja con su cabeza. Este alejamiento de la propia percepción sensorial no es bueno para la empatía.

Lo especial de la mano

Una amiga me contó una experiencia que la conmovió hasta las lágrimas. En una visita a una estación de orangutanes en el Zoológico de Yakarta, se le permitió entrar a un recinto con uno de los cuidadores. Las hembras que ahí vivían la inspeccionaron con mucha curiosidad. Una orangutana joven, casi tan alta como ella misma, tomó su mano, la giró y la palpó con sus largos y cálidos dedos de mono, como si le leyera la palma de la mano, mientras la miraba fijamente a los ojos. «Fue como una prueba», dijo mi amiga poco después. «Cuando el resultado le pareció positivo, la orangutana me llevó a un grifo y me dio a entender que lo abriera». Mi amiga se sintió muy conmovida por la inmediatez del contacto. «Es muy especial», dijo, «cuando un animal te da la mano». Es probable que tú también lo hayas visto durante los devastadores incendios forestales de 2019 en Australia. Los koalas salieron de los árboles llenos de hollín y se hacinaron cerca de la gente por el miedo. «Un koala estaba tan asustado que no quiso soltar mi mano durante más de una hora», relató un veterinario a la BBC.

¿Qué hace tan especiales a las manos? Los estudios muestran, por ejemplo, que los toques ligeros con la mano hacen que los comensales en un restaurante den más propinas o que sigan las recomendaciones de la mesera para elegir su comida. A esto se le llama el «efecto Midas», en honor al rey mitológico que, según la leyenda, convertía en oro todo lo que tocaba. No podemos explicar esto con exactitud, pero una de las razones es que quizá asociamos la sensación física de calidez con el afecto emocional, la simpatía y el bienestar. Sin duda lo conoces bien. A veces, cuando hemos tenido un día miserable, ¡darnos un baño con agua caliente en verdad nos hace sentir mejor!

Las caricias y los mimos provocan la liberación de neurotransmisores que en los medios de comunicación se han denominado «hormonas de la felicidad». Se trata de un grupo de sustancias que forman parte del sistema de recompensa humano, incluidas las endorfinas —péptidos opioides producidos en la glándula pituitaria y el hipotálamo de los vertebrados—. En la imagen de un escáner cerebral, la tomografía por emisión de positrones permite reconocer con facilidad cómo estas estructuras se activan al experimentar un toque físico agradable, lo cual relaja y también conduce a un procesamiento más tranquilo de los estímulos sociales y emocionales. Esta es una de las explicaciones de por qué tomarse de la mano durante el parto hace que este sea más llevadero, pues se liberan los propios analgésicos del cuerpo.

El distanciamiento social

La pandemia de Covid-19 muestra lo drástico que es para nuestra psique que se nos prohíba el contacto con normas de distancia, cubrebocas y guantes. De pronto, mucha gente se da cuenta de lo mucho que extraña el contacto físico, incluso si es solo un apretón de manos. La forma en que se codifica y se acepta culturalmente el contacto también desempeña un papel. Por ejemplo, Italia, afectada de manera particular por la infección, no solo es un país con familias numerosas, en el que a menudo conviven varias generaciones, sino que ahí la gente se toca con mucha más frecuencia, es una sociedad «táctil». En Puerto Rico, según un estudio, las parejas que se reúnen en un café se tocan en promedio 180 veces en una hora, mientras que en Gran Bretaña no se tocan en lo absoluto. Incluso en la Reunificación Alemana se hizo evidente que al inicio había diferencias entre los estilos de vida del Oeste y del Este. Los alemanes del Oeste acostumbraban saludar con un apresurado «hola» y continuar su camino, mientras que los del lado oriental estaban habituados a detenerse un momento y estrecharse con énfasis la mano.

Tocar es una parte importante de la interacción social. Incluso en el caso de la videotelefonía, que se ha vuelto cada vez más relevante debido a la pandemia, «la proximidad física hace falta y ni habar del contacto», comentó durante una entrevista la neurocientífica Rebecca Böhme, profesora adjunta en la Universidad de Linköping, en Suecia. «Contribuye a la comunicación no solo con los que tenemos un vínculo cercano, sino también con quienes este vínculo no es tan fuerte».

El confinamiento en nuestras cuatro paredes durante el pico de la pandemia en la primavera de 2020 llevó a un aumento de la depresión y la ansiedad en todo el mundo. Esto se vio exacerbado por el aislamiento social, sobre todo en aquellos que ya sufrían de una enfermedad mental. En Estados Unidos, una carta de la Asociación de Psiquiatría dirigida al

Congreso señaló que uno de cada tres estadounidenses tenía miedo al Covid-19 y a que las medidas necesarias para contenerlo pudieran afectar su salud mental.

En Alemania, en distintas instituciones se investigan los efectos psicológicos de la crisis del coronavirus, por ejemplo, en el Instituto Leibniz para la Investigación de la Resiliencia, en Maguncia. También en este caso, el 37% de un grupo de encuestados en línea se preocupó por su salud mental. (Puedes informarte sobre cómo entrenar la resiliencia a partir de la página 158).

El fenómeno de la creciente falta de contacto podría continuar incluso después de que la pandemia de Covid-19 disminuya. Las previsiones económicas aseguran que entre los efectos a mediano y a largo plazo de la crisis se encuentra la tendencia a una economía de «bajo contacto». En esta, los métodos de pago son sin contacto; habrá un declive de las industrias y servicios que requieren mucho personal, como la gastronómica (servicio a domicilio y no en el restaurante); los viajes de negocios se sustituirán con videoconferencias, e incrementarán los robots y el autoservicio, entre otras situaciones. Es decir, continuará la tendencia en el cambio de hábitos de consumo. Se puede suponer que los comportamientos aprendidos durante la pandemia permanecerán. De esta manera, el contacto podría convertirse en un bien preciado.

Primeros auxilios para el distanciamiento social

En las condiciones de reclusión y el aislamiento debidos a la prohibición del contacto, sin duda puedes contribuir con tu autocuidado. Así compensarías la pérdida de contacto en el aspecto físico, al menos un poco. He aquí algunos consejos para esta y otras pandemias que podrían llegar a nuestras vidas.

- Ponte cómodo bajo una manta. Tal vez con una bolsa de agua caliente o, si las condiciones te lo permiten, ¡al sol! El cuerpo «registra» el calor físico como calor emocional.

- Esto también aplica en el caso de abundantes duchas tibias o de meterse a la bañera con aceites herbales agradables y relajantes, como la lavanda o la melisa (15 minutos).
- Mantén conversaciones con personas positivas que te brinden su apoyo. ¡También es posible en línea!

Tocar para curar

El tratamiento con las manos *(be-handeln)*[1] en su origen considera la imposición de manos como uno de los métodos de curación más importantes en las culturas antiguas. Se dice que Asclepio, hijo de Apolo y dios de la curación, descendió hacia los soñadores y los curó tocándolos con las manos. Hipócrates informó sobre un «misterioso poder curativo» inherente a sus manos. Y se dice que Jesús hizo caminar a los cojos y ver a los ciegos tan solo con tocarlos.

En la época moderna se intentó explicar de manera científica este poder curativo, que hasta entonces había sido divino. Franz Anton Mesmer (1734-1815), un médico alemán, se dio cuenta de que podía reducir el dolor en sus pacientes acariciando de forma rítmica sus cuerpos y lo explicó, de acuerdo con su época, mediante el poder del magnetismo. Para realizar sus curas con este presunto poder, invitaba a sus pacientes a sesiones que daban la impresión de ser mágicas. Los enfermos tenían que sentarse en círculo alrededor de un recipiente lleno de virutas de hierro y tocarse unos a otros con las yemas de los dedos. Al mismo tiempo, Mesmer pasaba una varilla de hierro de uno a otro mientras los miraba fijamente. De esta manera, se cuenta que curó parálisis, migrañas, asma y gota. Su método lo perfeccionaron sus alumnos (ya sin las virutas de hierro), y en 1882 la Academia de Ciencias de París lo reconoció y se hizo famoso bajo el nombre de «hipnosis».

1 En alemán el verbo *be-handeln* está compuesto de dos partículas, *handeln* proviene de *Hand* 'mano', con su plural *Hände* 'manos', que en su origen implica el acto de curar tocando con las manos. [N. de la T.]

El poder de la atención

En varias culturas, la imposición de manos como medio de curación tiene un origen religioso que en realidad proviene de la bendición. Este elemento simbólico todavía existe en la medicina actual, incluso tiene una gran influencia. Me refiero al efecto placebo. Tal vez ya has oído hablar de él. Los analgésicos alivian mucho mejor el dolor si los administran los médicos y las enfermeras que si son administrados en automático a través de una máquina dosificadora (bomba de perfusión). La bata blanca logra más éxito terapéutico que la ropa de calle. Por ejemplo, aun cuando el paciente sabe que las tabletas están hechas solo de azúcar, estas lo ayudarán si el médico comenta que se puede esperar un efecto positivo. Ted Kaptchuk, profesor de Salud Global y Medicina Social en la Escuela de Medicina de Harvard, ha estudiado este aspecto en pacientes con síndrome del intestino irritable. El profesor les comentó a los participantes que podían probar un medicamento sin ingrediente activo alguno, que no tenía efectos secundarios y que ya había funcionado en muchos casos. Esto en verdad es correcto. Cuando a la gente se le administra un medicamento placebo, casi un tercio reacciona como si en realidad hubiera tomado un ingrediente activo.

En todo caso, la atención y la expectativa positiva son factores decisivos. Por lo tanto, Kaptchuk también describe el efecto placebo como «una acción en la que la atención cuidadosa combinada con la esperanza conduce a un resultado clínico». Pero también hay una correlación biológica. Una enzima llamada COMT afecta el nivel de dopamina en el cerebro, neurotransmisor importante para la motivación y la recompensa. Dependiendo de la cantidad disponible de COMT para el organismo, las personas presentan una mayor o menor susceptibilidad al efecto placebo. Todos los medicamentos convencionales tienen también un contenido más o menos alto de placebo. Para un aproximado del 30% al 50% de los pacientes un placebo ayuda igual de bien.

El responsable de esto es un segmento de genes llamado rs4680, el cual varía mucho entre diferentes personas. Alrededor de un tercio de la población responde muy bien a la atención y al tratamiento amable, otro tercio reacciona de forma menos favorable, y el resto apenas o nada.

Los investigadores que estudian el placebo, como Manfred Schedlowski, de la Universidad de Duisburg-Essen, en Alemania, abogan para que los medicamentos placebo no solo se consideren como una posible alternativa a los fármacos convencionales, sino que también se usen los hallazgos realizados hasta ahora en el campo de la medicina ritual. Con ello mejoraría la eficacia de los fármacos convencionales.

El masaje como terapia

La necesidad del contacto corporal es grande porque pertenece a una de las experiencias básicas de nuestra vida. Por esta razón, la falta de contacto, o su abuso, origina a menudo la enfermedad. No es casualidad que muchos trastornos psiquiátricos estén relacionados con experiencias corporales negativas, ya sean vivencias traumáticas generadas por golpes, abusos o torturas, o bien la falta de contacto empático. Los masajes y otras terapias corporales pueden ser de gran utilidad, ya que combinan la sensación física con las percepciones emocionales. Yo mismo acredité la formación como masajista durante mi servicio militar como paramédico y siempre me impresionó el efecto que se puede lograr con ello.

Llegué a conocer el cuerpo humano de una manera completamente diferente a la que pueden enseñar los libros de texto. Más tarde, el masaje me ayudó a financiar mis estudios y también practiqué el *shiatsu*, un masaje japonés de puntos de presión utilizado como automasaje por los laicos en Asia. En nuestra clínica, a menudo aplicamos los masajes con ventosas o el *gua sha*, una especie de masaje chino por medio de un «raspado» y terapia de estimulación que activa neurotransmisores en el tejido subcutáneo y, por lo tanto, es útil sobre todo para el dolor.

El público en general tiende a considerar el masaje como sinónimo de bienestar, pero no es así. El masaje es un tratamiento manual que en realidad corresponde a una de las terapias más antiguas del mundo. Por lo que sabemos, su uso sistemático en la medicina tradicional china se dio por primera vez hace más de 5 000 años. En escritos históricos, se menciona que «frotar» las extremidades ayuda contra los resfriados, mejora el cuidado de los órganos y alivia el dolor. El masaje tiene un lugar importante en la medicina clásica india, y forma parte del repertorio terapéutico estándar que combina el uso de aceites curativos. Para Hipócrates, era necesario que un buen médico dominara también el «frotamiento». Como prevención contra las enfermedades, sugería tomar un baño y un masaje con aceite todos los días. El médico romano Galeno, que también era médico de los gladiadores, daba masajes a los luchadores antes de sus actuaciones y escribió varios libros sobre diversas técnicas.

Sin embargo, posterior al declive de la cultura de la antigüedad y bajo la influencia de la Iglesia católica que abiertamente estaba en contra del cuerpo, el masaje se convirtió en tabú durante varios siglos hasta que resurgió en el Renacimiento. Por ejemplo, el médico parisino Ambroise Paré (*c.* 1510-1590), especialista en heridas y un verdadero pionero de la cirugía moderna, utilizó el masaje después de una operación para mejorar la cicatrización de las heridas. En otras culturas el masaje nunca desapareció. El navegante y explorador James Cook (1728-1779) escribió en sus diarios cómo se curó de lumbago en Tahití, donde varias mujeres lo masajearon al mismo tiempo (el masaje sincronizado también se practica en el Ayurveda y parece tener una influencia especial en el sistema nervioso). Más tarde, a principios del siglo XIX el gimnasta sueco Per Hendrik Ling (1776-1839) estableció las bases sistemáticas para muchas técnicas modernas de masaje.

Sigmund Freud (1856-1939) fue uno de los primeros médicos modernos en establecer de forma específica una conexión entre las sensaciones corporales y las emocionales. Así, recomendó el masaje para el tratamiento de la histeria, término que en ese entonces implicaba diferentes síntomas psíquicos o psicosomáticos. Su estudiante —y posterior detractor— Wilhelm Reich (1897-1957) tenía la teoría de que los músculos endurecidos («coraza corporal») ejercían una influencia negativa en la energía vital y, por lo tanto, también en la psique. Sin embargo, cuando intentó tratar dolencias emocionales con la ayuda de técnicas manuales y ejercicios de respiración, la respuesta fue la indignación general: un psiquiatra no tenía nada que hacer tratando el cuerpo. Algunas de las tesis de Reich se integraron más tarde en la bioenergética —una psicoterapia relacionada con el cuerpo.

A través de la manipulación manual se puede conseguir una gran variedad de efectos terapéuticos, por ejemplo, a través de pinchar, acariciar, golpear ligeramente, amasar o frotar. Esto también activa las zonas reflejas, que interconectan regiones distantes del cuerpo por medio de vías nerviosas. Con este planteamiento, la fisioterapeuta alemana Elisabeth Dicke (1884-1952) desarrolló el masaje del tejido conjuntivo en 1929. Los masajes alivian —y hay amplia evidencia científica— la ansiedad, la depresión, el estrés y la fatiga (el cansancio crónico en el caso del cáncer). En Estados Unidos son la terapia natural más utilizada en los hospitales. Uno de cada cinco pacientes con cáncer recibe masajes para aliviar los efectos secundarios de su terapia oncológica y mejorar así su calidad de vida. La pediatra y psiquiatra estadounidense Tiffany Field, profesora de la Facultad de Medicina de la Universidad de Miami, pudo demostrar que los masajes favorecen el desarrollo de los bebés prematuros y ayudan a sus madres si presentan depresión posparto.

¿A qué se deben estos beneficios? Una de las explicaciones es que el masaje cambia la actividad del sistema nervioso autónomo, de estímulos simpáticos (estimulantes) a estímulos parasimpáticos (calmantes). Además, algunos estudios coinciden en que el contacto intensivo puede influir en el equilibrio de los neurotransmisores del cuerpo, ya que provoca la liberación de serotoninas, endorfinas y oxitocina.

Dos caras de la misma moneda: psique y soma

En la medicina natural observamos que el contacto corporal con mucha frecuencia desencadena procesos emocionales, no siempre de forma inmediata, pero sí gradual. A veces, como resultado de la terapia neuronal, se descarga un bloqueo mental de manera por completo inesperada y espontánea. En términos especializados, a esto se le denomina «liberación emocional». Como resultado, si no desaparecen las dolencias corporales, por lo menos se alivian en un porcentaje significativo.

Una posible conexión entre el cuerpo (soma) y la psique radica en la teoría de la regulación básica, establecida en los años cincuenta por

Alfred Pischinger (1899-1982), médico austriaco que empleaba terapias naturales. Pischinger describió el tejido conjuntivo como una especie de ecosistema de células y el fluido que las rodea, filtrado a través de una matriz de diferentes proteínas. Este tamiz conecta el tejido conjuntivo con el sistema nervioso central por medio de fibras nerviosas, y el sistema glandular del cuerpo con el cerebro. Alteraciones como la inflamación o los depósitos en el tejido conjuntivo afectan tanto al sistema inmunitario, a través de las células inmunitarias que viven en el líquido, como al equilibrio electrolítico del cuerpo. Esta matriz extracelular (MEC) descrita por Pischinger se considera un importante mediador entre los procesos psíquicos y somáticos en la medicina natural. En última instancia, su teoría postula que no hay enfermedad física sin afectación psicológica, y viceversa. Además podría aclarar parte de la conexión entre la psique, el cuerpo y el sistema inmunitario que se está investigando en la psiconeuroinmunología.

El concepto de regulación básica nunca ha sido aceptado realmente en la medicina ortodoxa y a menudo ha sido ridiculizado. Pero en la primavera de 2018, la reconocida revista científica *Nature* informó que investigadores estadounidenses habían descubierto en el tejido conjuntivo una «estructura anatómica desconocida hasta ese momento», una matriz de soporte en la que se encontraban vasos linfáticos y fibras de colágeno conectados por un fluido que los envolvía por completo.

4. Alta tensión por estrés

Los dos cerebros

David Servan-Schreiber (1961-2011), neurólogo y psiquiatra francés que falleció prematuramente, escribe en su libro *Curación emocional:* «La importancia de los trastornos mentales asociados con el estrés —entre ellos, la depresión y la ansiedad— es bien conocida en la sociedad occidental. Las cifras son alarmantes». Más adelante menciona que el estrés es la causa real de las consultas médicas en tres de cada cuatro casos y que los medicamentos más utilizados están dirigidos a los síntomas que causa. Para contrarrestar la situación, se tendría que desarrollar un nuevo tipo de medicina que vaya a los mecanismos de curación y los active en la psique para utilizarlos en una autocuración. El vehículo más importante para ellos son las emociones.

David Servan-Schreiber visitó nuestra clínica de Essen y fue muy emocionante descubrir muchos paralelismos entre su trabajo y el nuestro. Discutimos explicaciones de por qué las terapias de medicina natural, a menudo asociadas con estímulos físicos, resultan eficaces, pues como enfoque holístico también tocan el nivel emocional. Nuestro invitado francés se interesó mucho por lo que hemos podido conseguir en nuestros pacientes a través de las terapias de medicina natural relacionadas con el cuerpo, pero también con la medicina integrativa mente-cuerpo, un enfoque que utiliza la influencia de la mente y la psique en el cuerpo para fortalecer el comportamiento saludable.

Sin embargo, para ese momento Servan-Schreiber ya estaba afectado por su tumor cerebral, una recaída de la que ya no salió victorioso por segunda vez. Falleció en 2011. Lo que queda es su impresionante enfoque terapéutico, que pone en primer plano el «cerebro emocional», el núcleo más interno, la parte más antigua en términos de historia del desarrollo cerebral. En la experiencia con nuestros pacientes, las impresiones dolorosas se hacen conscientes con la ayuda de la terapia de medicina natural y luego se puede «revertir la polaridad». Es decir, los pacientes pueden traer impresiones dolorosas al presente y aprender a lidiar con ello. De esta forma, ya no están atados a sentimientos que se encuentran en el pasado y que, por su naturaleza, ya no pueden cambiarse. «El cerebro emocional», escribe Servan-Schreiber, «tiene mecanismos naturales de autocuración, a saber, la capacidad innata de reencontrar la armonía y el bienestar. Son mecanismos comparables con aquellos de autocuración del cuerpo, como la cicatrización de heridas o la superación de infecciones. Los procesos que actúan en el cuerpo utilizan estos mecanismos».

Síntomas sin explicación física

El cerebro cognitivo y racional que crea a la consciencia y se enfrenta al mundo exterior es superior solo en apariencia a su homólogo, el cerebro emocional. Pues esta parte interior inconsciente del cerebro es la que está más conectada con el cuerpo y reacciona como un reflejo, siempre orientado a la supervivencia. Aquí las neuronas no están ordenadas en capas complejas y redes, como en la consciencia, sino fusionadas entre sí mismas. Este sistema límbico recibe constante información de todas las partes del cuerpo a través de la respiración, el ritmo cardiaco, el hambre, el sueño, las hormonas y la actividad del sistema inmunológico. Por lo mismo, es incluso más fácil tener influencia en este cerebro central por medio de cambios corporales, como una respiración diferente o determinados movimientos oculares, que a través del lenguaje o del pensamiento.

Bajo mucho estrés, el cerebro límbico interno (emocional) toma el control, porque el proceso no le da tiempo al telencéfalo (cerebro cognitivo) para pensar en decisiones. La adrenalina paraliza el cerebro cognitivo y se llega a una especie de conclusión emocional corta, en la que el ritmo cardiaco y el pulso se aceleran, el estómago se crispa y brota el sudor. Si el estrés es menor, la consciencia puede regular la atención y amortiguar las reacciones emocionales. Sin embargo, también puede ser que las experiencias desagradables se encierren en una parte del cerebro donde ya no se perciban de manera consciente. Con frecuencia, tales experiencias traumáticas están vinculadas a síntomas de enfermedades sin que nos demos cuenta de esta conexión. Lo cual significa que respondemos con calambres u otras reacciones físicas a un estímulo de estrés que hemos olvidado o ya no percibimos. En otras palabras, producimos síntomas para los que no hay una explicación real.

De hecho, entre 40 y 50% de las personas que consultan a su médico de cabecera no logran descubrir las causas físicas de sus dolencias. Puede haber dolor de pecho, pero en 90% de los casos no existe ningún problema físico detrás de este dolor. De igual manera, el 80% de los dolores de cabeza no tiene alguna causa orgánica, como indica un extenso análisis realizado por mi colega Heidemarie Haller. En el pasado, a estos pacientes se les podía considerar como histéricos o como personas que querían descansar unos días del trabajo con una licencia por enfermedad. Hoy en día se entiende mucho más como un fenómeno psicosomático, como una especie de trastorno corporal de nuestra sociedad.

Cuando la psique deja huellas en el cuerpo

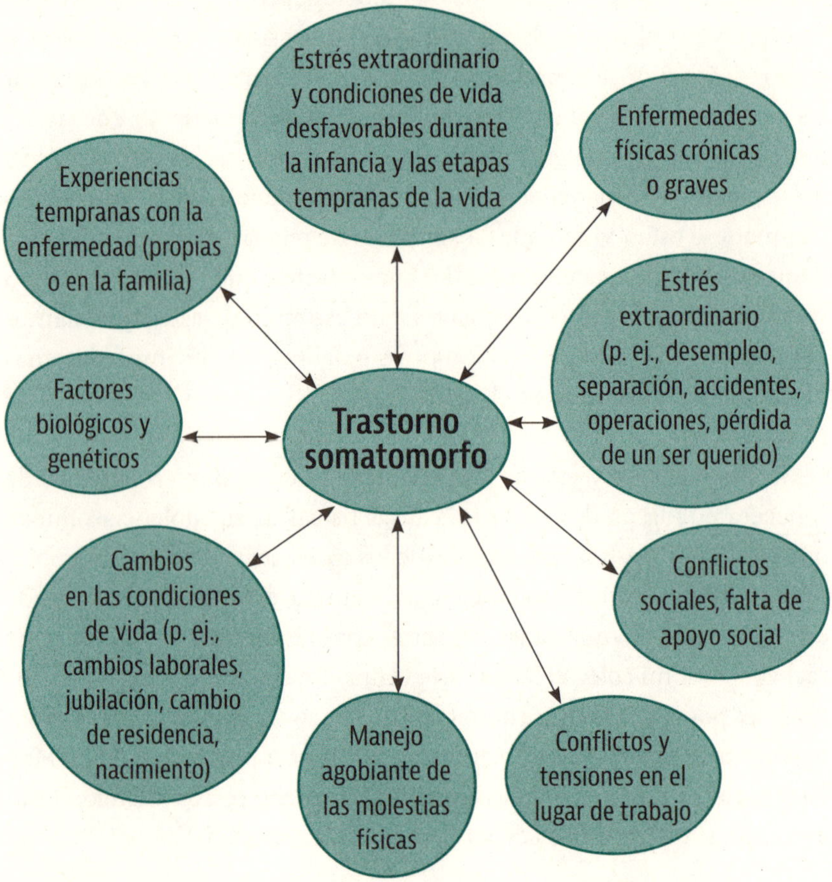

Fuente: Psychenet.

Los trastornos somatomorfos son condiciones similares a las enfermedades, pero que no tienen una causa inequívoca, como serían las bacterias o los virus. A diferencia de aquellas, estos trastornos se desencadenan por tensiones o conflictos.

Estudio de caso: estrés y el síndrome del intestino irritable

El síndrome del intestino irritable es un síndrome muy desagradable del cual ni siquiera se sabe si es debido a un cuadro clínico específico y circunscrito, o más bien a distintas causas que se podrían manifestar de manera similar. La paciente, una cajera de supermercado de 50 años de edad, había tenido problemas intestinales durante unos cinco años; a veces estreñimiento, a veces la sensación de tener diarrea. Los síntomas iban desde una persistente sensación de saciedad hasta calambres y flatulencias. La mujer tenía que interrumpir una y otra vez su trabajo en la caja registradora y se metió en problemas con su jefe, ya que los médicos que consultó no pudieron encontrar ninguna causa orgánica y sospecharon de problemas «psicológicos». Como su madre había sufrido depresiones severas, esta sospecha generó en la mujer mucho agobio, lo cual la llevó a rechazar un consejo psicológico. Un gastroenterólogo al fin diagnosticó «síndrome del intestino irritable».

La paciente desarrolló mucho temor a sufrir cáncer de intestino a pesar de que varias exploraciones no arrojaban indicios de ello. Las recomendaciones para llevar una dieta más amigable y saludable para su intestino aumentaron la preocupación por su abdomen. Además, había varias señales de estrés, una creciente inquietud que a su vez produjo insomnio y dolores de cabeza recurrentes.

Cuando al fin llegó a nuestra clínica, las compresas calientes, los masajes con aceite de alcaravea y las infusiones de hierbas medicinales aliviaron sus síntomas. Además, en la clínica experimentó que podía comer, con algunas restricciones, algo más que una dieta suave. Nuestra especialista en nutrición desarrolló para ella un plan con alimentos integrales de estilo mediterráneo. En el planteamiento del proceso terapéutico se habló sobre los factores de estrés que hacían más pesado el día a día de la paciente y lo que podría hacer para contrarrestarlos. Lo más importante fue el tema del miedo y la experiencia sobre cómo ella misma puede influir en él con ayuda de visualización y ejercicios de respiración.

La química de los sentimientos

La forma en que el trauma psicológico conduce a reacciones físicas está relacionada con un complejo sistema regulador de mensajeros químicos en el que la psique, los nervios, el sistema inmunitario y las hormonas desempeñan un papel importante. Sin embargo, al principio siempre hay una reacción de estrés. Ya hemos abordado el miedo como uno de los sentimientos primarios (véanse págs. 67 y ss.). Entonces, ¿qué tiene que ver el estrés con él? Para entender esto, tenemos que ocuparnos un poco de la química de los sentimientos.

Las personas tienen diferentes umbrales para percibir algo como una amenaza. Si alguien es muy sensible al estrés y a los estímulos, el hipotálamo —el centro regulador primario para todos los procesos vegetativos y endocrinos (controlados por las glándulas)— se activa muy rápido. El hipotálamo controla la respiración, la circulación, la temperatura corporal, el comportamiento sexual, así como la ingesta de líquidos y alimentos.

La respuesta rápida al estrés

Como resultado la amígdala —centro del miedo en el cerebro— y el hipocampo producen una sustancia llamada factor liberador de corticotropina (FLC), un péptido o molécula de proteína. Como parte crucial de una respuesta rápida al estrés, el FLC suprime el pensamiento prolongado, aumenta el estado de alerta y, en concentraciones más altas, produce miedo (lo que refuerza el instinto de huida). Al mismo tiempo, el neurotransmisor norepinefrina se libera en muchas regiones del cerebro, donde actúa como amplificador de la comunicación entre las neuronas. Esto aumenta el estado de alerta y facilita el aprendizaje emocional.

La norepinefrina se sintetiza a partir del neurotransmisor dopamina y se libera en el torrente sanguíneo, ya sea como una hormona a través de la médula suprarrenal, o como un neuromodulador en el cerebro. Esto ocurre siempre que el cerebro registra algo nuevo, sin importar que sea un estímulo positivo o uno negativo. Centra su atención en lo desconocido y funciona mejor en un estado de alerta relajado.

Por lo tanto, las personas estresadas tienen más probabilidades de presentar dificultades para concentrarse, pues su atención alterna rápido de un lado a otro entre diferentes estímulos. Estos son, por ejemplo, los abundantes pensamientos que en la cabeza «luchan» entre sí cuando uno intenta meditar o hacer un ejercicio de relajación; es posible que ya hayas tenido esa experiencia. Desde el punto de vista evolutivo, esta reacción del cerebro tiene sentido, porque en estado de alerta puede pasar en un instante por diversas opciones de acción para contrarrestar una amenaza aguda.

Sin embargo, dicha reacción se convertirá en un problema con el estrés crónico. La norepinefrina inhibe entonces aquellas zonas del cerebro que se ocupan de evaluar y el organismo actúa distinto. Este activa la amígdala, nuestro cerebro instintivo, y desencadena reacciones automáticas, por ejemplo, la tensión de los músculos, lo que a largo plazo puede causar dolor o provocar bloqueos u otros síntomas.

Cuando el estrés se vuelve crónico

En una segunda respuesta de estrés, más lenta, entra en juego el eje hipotalámico-hipofisiario-suprarrenal (eje HHS). Este provoca la liberación de hormonas glucocorticoides, en especial el cortisol. Nosotros producimos con regularidad esta sustancia que nos ayuda, por ejemplo, a despertarnos cada día, activando el metabolismo y el cerebro. Pero cuando estamos estresados se liberan cantidades mucho mayores. El eje HHS se activa sobre todo por estrés físico y social prolongado, por ejemplo, en caso de conflictos familiares, acoso laboral, separación o rechazo. Un persistente nivel elevado de cortisol, resultado del estrés crónico, puede dañar las neuronas y también suprimir la formación de otras nuevas.

Sentimientos negativos y sus consecuencias en el cuerpo

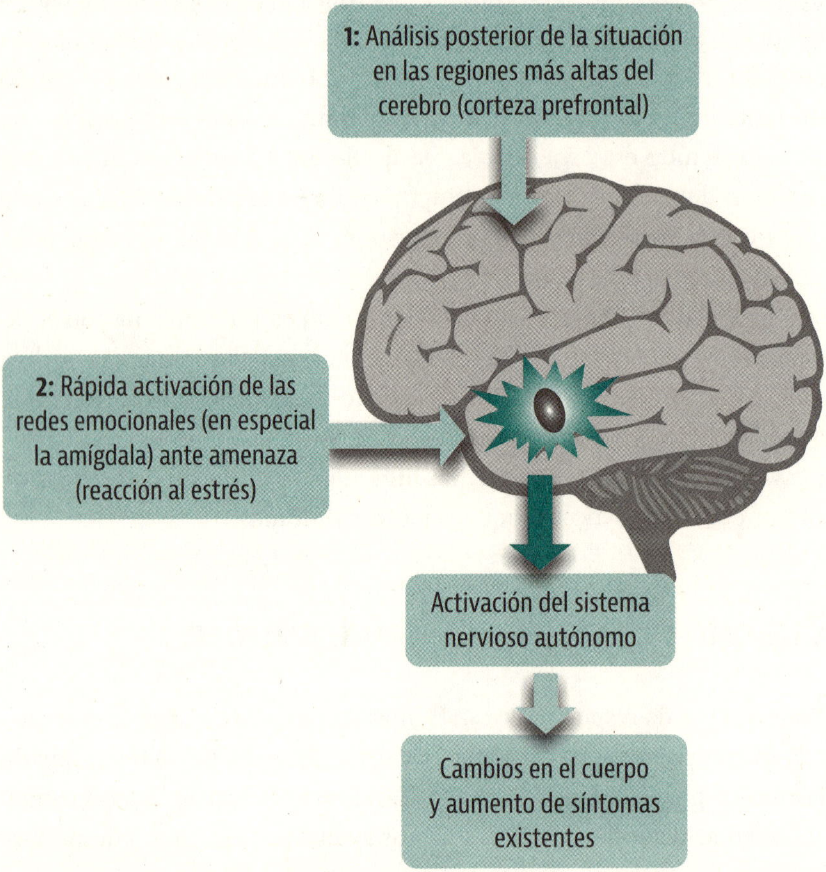

El cortisol reduce la cantidad de serotonina, un neurotransmisor que tiene un fuerte efecto en nuestro estado de ánimo y bienestar mental. Una deficiencia de serotonina causa depresión, ansiedad y miedo al riesgo. Los afectados perciben el mundo como más amenazante que el resto de las personas, lo que alimenta la violencia física en los hombres, y en las mujeres tiende a suscitar sentimientos de culpa. Pero en ambos provoca depresión, por lo que algunos de los antidepresivos se basan en que los inhibidores de la recaptación de serotonina (ISRS) tienen como objetivo mantener estable la concentración del neurotransmisor en el cerebro durante el mayor tiempo posible, antes de que la sustancia sea absorbida de nuevo por las sinapsis.

El ciclo de la psique y el cuerpo

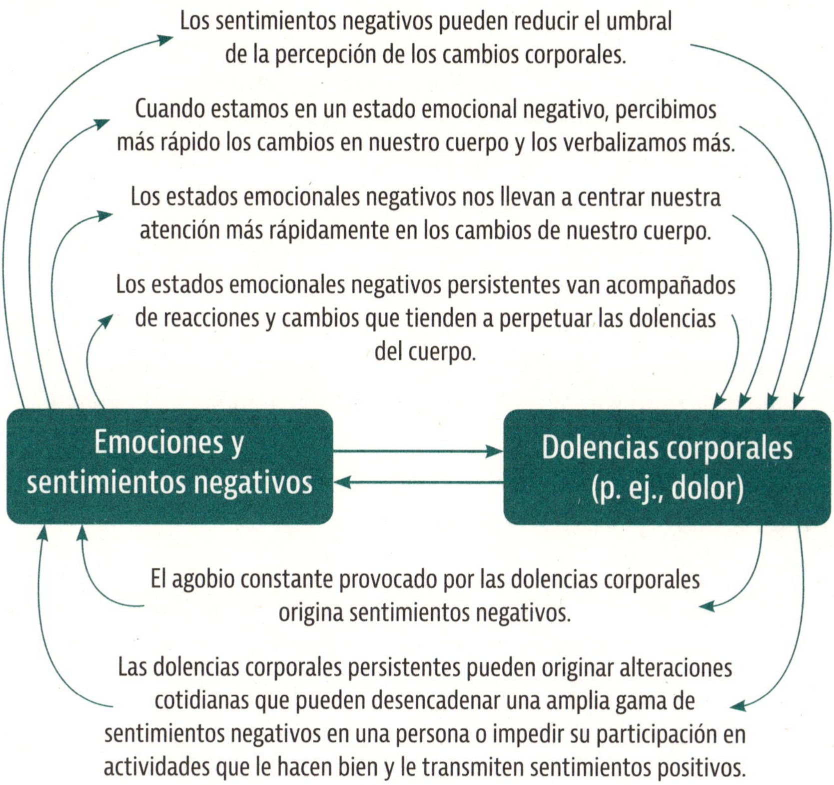

Como en una espiral negativa, los sentimientos negativos y los síntomas corporales se avivan mutuamente.

El tipo de personalidad que desarrollamos depende en cierta medida de nuestro equilibrio de serotonina, y este a su vez está moldeado por diversos factores genéticos. El riesgo de enfermedad mental también está relacionado con esto. Si hay una forma corta de una específica sección del cromosoma, un alelo S, entonces se sintetiza menos cantidad de la proteína de transporte en el cerebro, que es responsable de la distribución de la serotonina. Las personas afectadas pueden estar más ansiosas, reaccionar con más sensibilidad a los estímulos amenazantes, sienten el estrés más rápido y tienden a estar más deprimidas o irritables que otros. Todavía estamos investigando qué otros factores son necesarios para que ocurra de esta manera. El entorno social también desempeña un papel importante. En los experimentos con animales, por ejemplo, los roedores que han crecido separados de sus madres tienen un equilibrio de serotonina alterado, y pueden observarse resultados similares también en niños maltratados y traumatizados.

Esta interacción de los factores hereditarios y el entorno social —la famosa cuestión de «naturaleza o crianza»— es, por supuesto, compleja. Así, un alelo S corto al parecer se puede compensar en gran parte por una madre cariñosa, mientras que los niños con un alelo L largo necesitan esta ayuda en un grado mucho menor porque son menos dependientes de atención, pero son más propensos a la insensibilidad y al narcisismo.

Atención y recompensa

La tolerancia al estrés de una persona está bastante influenciada por sus experiencias de la infancia. Sobre todo en los primeros años de vida, el aumento en los niveles de cortisol se ve frenado con fuerza por el cuidado de los padres. Sin embargo, si falta esta atención, por ejemplo, en los niños en un asilo o después de un abuso, se crea una hipersensibilidad al estrés que los acompañará a lo largo de sus vidas en forma de predisposición.

El propio sistema de recompensa del cuerpo surte efecto con una sustancia que se sintetiza a partir de un aminoácido (la tirosina) presente en alimentos como las nueces, las semillas y los peces marinos. Se llama dopamina y prepara al organismo para la satisfacción, lo que fortalece la motivación para actuar. La antagonista de la dopamina es la serotonina. En caso de que su nivel sea alto, la actividad tenderá a hacerse más lenta, pues la serotonina amortigua y calma la voluntad de actuar. Esto puede llegar hasta la inmovilidad, lo que en el reino animal conocemos como tanatosis (o el fingir estar muerto).

Por último, un neurotransmisor fundamental es la oxitocina. Esta hormona cumple muchas y muy diferentes funciones. Es importante en el proceso del parto y en la secreción de leche, pero también tiene efectos psicológicos. Se forma en el hipotálamo y desde allí entra en la sangre a través de la glándula pituitaria. Al mismo tiempo, llega a zonas más grandes del cerebro a través del líquido cefalorraquídeo, lo que aumenta y quizá prolonga su efecto. Favorece la liberación de serotonina e inhibe la hormona del estrés, el cortisol. Es posible que esto tenga la función de prevenir el rechazo del recién nacido. En tanto «hormona del vínculo afectivo», la oxitocina mejora el cuidado de los padres, pues el nivel en la sangre de los padres y del niño se incrementa de manera significativa.

Es interesante observar que el nivel de oxitocina depende, entre otras cosas, de cuánto tiempo la madre tiene contacto visual con su hijo o del tiempo que el padre pasa con el niño. Cualquier forma de consuelo también aumenta los niveles de oxitocina; por ejemplo, al acariciar también se reduce la liberación de las hormonas del estrés véanse págs. 54 y ss.).

La oxitocina también está disponible como un aerosol nasal (por favor, no lo utilice sin consultar con su médico). Los estudios demuestran que, administrada como un fármaco, mitiga la disposición de pelea en adultos y promueve la comunicación positiva. El instinto de lucha y huida se reduce, mientras que el sistema nervioso parasimpático, protector y calmante, se fortalece. Si bien la oxitocina propicia el comportamiento social, la empatía y la confianza, no tiene un efecto individual, sino en combinación con otros factores biológicos y sociales.

Cascadas de amor y odio

En la vida real, estos circuitos reguladores son aún más complicados de lo que he podido presentarte aquí. De hecho, cada uno de los neurotransmisores nunca desempeña solo una función, pues, dependiendo de las acciones de sus «compañeros de juego», puede incluso desarrollar efectos contrarios. Y esto aplica no solo para el ciclo de estrés, sino también para aquellos sistemas de retroalimentación que son responsables de evaluar, que señalan la recompensa o el castigo, inhiben los impulsos o construyen vínculos. Por lo tanto, nuestro cuerpo tiene una variedad de mecanismos reguladores cuyo objetivo es poder reaccionar al mundo exterior y después volver a encontrar el equilibrio.

La teoría polivagal

¿Confuso? El psiquiatra estadounidense Stephen Porges, de la Universidad de Indiana, diseñó un modelo neuroanatómico para representar de mejor manera la compleja red del estrés: la teoría polivagal. El punto central es el sistema nervioso autónomo, que está estructurado de manera jerárquica y reacciona de modo distinto dependiendo de los estímulos clave de seguridad y peligro. En la parte superior del nivel nervioso se encuentra el «sistema de compromiso social». Porges le puso este nombre, un poco extenso, porque es donde interviene el nervio vago abdominal o ventral, que es fundamental para los contactos sociales. Este influye en el oído medio, que filtra el ruido de fondo para facilitar la audición, pero también afecta a los músculos faciales, así como a la laringe (por lo tanto, a la voz) y a los latidos del corazón. Esta rama parasimpática (más joven) del nervio vago nos permite responder rápido a nuestro entorno y relacionarnos de prisa con otras personas.

En el nivel medio, el organismo determina por medio de la sensación en los nervios si hay un peligro inminente y lo comunica al cerebro. Si de ahí no llega el aviso, entonces el sistema nervioso simpático entra en acción, desplazando la influencia calmante del sistema nervioso parasimpático. Pone en alerta al tronco y a las extremidades y activa el reflejo de huida. Si por alguna razón huir no es una opción, el reflejo de lucha toma el control. Nos sentimos desde presionados hasta estresados. El corazón late más rápido, la presión arterial aumenta, nuestra respiración se vuelve más rápida y superficial.

Si esto no evita el peligro y la situación se agrava, el cuerpo reacciona en el nivel más bajo del sistema nervioso ante un desafío potencialmente mortal. Entonces, el sistema nervioso parasimpático se inicia en automático, pero esta vez en la rama dorsal. Por lo tanto, reaccionamos con alteraciones perceptivas, desmayo y *shock.* Como último recurso, se produce un sistema de apagado de emergencia, como un modo de ahorro de energía del cuerpo y la mente. En el reino animal lo conocemos como tanatosis o cataplexia, que se da, por ejemplo, en las aves cuando son atacadas.

En condiciones normales, nuestro sistema nervioso funciona mediante el contacto visual y una voz tranquila. Entonces, el sistema nervioso simpático se moviliza de forma positiva y nos ayuda a estar físicamente activos, a hacer deporte, a bailar, a practicar yoga, a tener sexo y a hacer arte. Cuando nos hemos agotado, nos recuperamos en el nivel del sistema nervioso parasimpático, por ejemplo, a través del sueño.

Todas estas etapas pueden ir y venir en todas las direcciones, desde el lado provocador hasta el lado tranquilizante, y viceversa, y desde el lado social hasta la inmovilidad por terror y viceversa. Por lo tanto, también hay diferentes enfoques terapéuticos para llegar a una cura. Por ejemplo, Stephen Porges encontró en sus experimentos que la música en el rango de frecuencia de la voz humana evoca emociones positivas.

Para mí es importante transmitirte que los sentimientos siempre se traducen en reacciones corporales y, en sentido inverso, el estado y la actividad del organismo influyen en nuestras sensaciones. Esto también significa que no estamos a merced de nuestros sentimientos, sino que podemos influir de manera activa en ellos tanto mental como físicamente. Es muy importante suavizar las presiones lo más posible o reducirlas, porque el estrés que provocan es perjudicial para el cuerpo y el alma, sobre todo, cuando el estrés se vuelve crónico y se convierte —casi en segundo plano— en nuestro acompañante continuo.

Bombardeo constante

En la experiencia con nuestros pacientes, mucha gente ni siquiera sabe que está sometida a un estrés crónico. Pueden sufrir presión arterial alta o síndrome del intestino irritable, artritis o dolores de cabeza por tensión, pero muy pocos lo asocian con el estrés. Por supuesto que todos estamos «estresados» de alguna manera, incluso hasta se considera casi parte de los buenos modales, como si uno no se esforzara ya suficiente en la vida. Pero muchas personas creen que con una buena copa de vino tinto o un baño caliente pueden desconectarse y que el estrés desaparecerá. Desafortunadamente no es tan simple y se puede medir. Nuestros pacientes se sorprenden cuando empleamos un parche biodot para demostrarlo, el cual mide la circulación de la sangre mediante la temperatura corporal.

Lo colocamos en el dorso de la mano y observamos los resultados. Este cambia rápido de color, de azul claro a negro profundo (en caso de estrés, los vasos periféricos se estrechan). Solo entonces, los pacientes comienzan a pensar en la conexión entre su carga nerviosa y sus síntomas, los cuales pueden ser muy diferentes.

El estrés fue descubierto, aunque todavía no se llamaba así, por el fisiólogo estadounidense Walter B. Cannon, entre otras cosas, porque observó las consecuencias traumáticas de las experiencias que en la Primera Guerra Mundial tuvieron los soldados en el frente. Algunos de ellos revivían una y otra vez el estruendo de los cañones en torno a las trincheras como si estuvieran de nuevo ahí y reaccionaban con miedo e insomnio. Otros desarrollaron temblores severos, para los cuales no se encontró ninguna causa orgánica. Cannon estudió las diversas reacciones físicas a las situaciones de alarma. Por evolución, concluyó Cannon, el cuerpo se estresa en forma refleja, con el fin de ser capaz de reaccionar a las amenazas. De este modo, la presión arterial se incrementa, el corazón late más rápido, el tono muscular aumenta, la digestión y el cerebro se apagan en gran medida y el sudor brota.

Su contemporáneo húngaro-canadiense Hans Selye (1907-1982), que acuñó el término «estrés», amplió luego este modelo hacia una adaptación física indeterminada a los estímulos externos. En el mundo animal, una vez que la amenaza ha terminado, y la leona ha desgarrado una cebra y ha dejado a las demás en paz, entonces el sistema nervioso pone el cuerpo en una especie de reversión, el organismo se relaja y el rebaño continúa pastando, a menudo, a la vista de otros depredadores.

Sin embargo, en la vida cotidiana moderna, las personas estamos expuestas a un bombardeo de diversos estímulos, y tenemos que reaccionar a un ritmo cada vez más acelerado. Esto lleva a que la reacción inversa antes descrita ya no ocurra, o lo haga muy raramente. El estrés se vuelve crónico, por lo tanto, nuestro cuello permanece tenso, la presión arterial se incrementa, nuestra respiración es superficial. Nos ponemos rígidos en una especie de tanatosis.

«Chill out» basado en datos científicos

Sin embargo, en los años setenta, el cardiólogo estadounidense Herbert Benson encontró un método para introducir la respuesta natural contra el estrés —al que hoy le decimos de forma coloquial «chill out», en inglés— y lo llamó respuesta de relajación *(relaxation response)*. Benson se inspiró en sus investigaciones sobre la meditación trascendental. Su grupo de investigación logró demostrar que esta incrementa la cantidad de cannabinoides endógenos en el sistema nervioso. Lo cual reduce la presión arterial y el tono muscular, haciendo que el corazón lata más lento y aumente su capacidad de adaptación al estrés. Las mediciones de ondas cerebrales muestran que las frecuencias del cerebro también cambian en las personas más relajadas. En este caso, el cerebro trabaja cada vez más con las ondas theta y beta, que de lo contrario tienden a ocurrir durante el sueño.

Más o menos en la misma época, el especialista en estrés Jon Kabat-Zinn siguió un camino muy similar en sus investigaciones. Tomó prestadas técnicas de respiración y ejercicios de concentración de la meditación, al mismo tiempo que los despojó de su componente espiritual para ponerlos al alcance del mayor número de personas, sin importar su origen cultural. Hoy en día sus métodos conocidos como «Mindfulness based stress reduction» (MBSR), o en español como «reducción del estrés basada en el *mindfulness*», cuentan con practicantes en todo el mundo. El personal de mi clínica y yo le debemos mucho a los pioneros con los que hemos trabajado de manera personal, y de quienes hemos aprendido mucho. Sus programas terapéuticos forman parte de la medicina mente-cuerpo, que es un elemento muy importante de nuestro enfoque de tratamiento.

El escaneo corporal

Cuando acuden a nosotros, muchas personas están acostumbradas a suprimir con medicamentos los síntomas desagradables que a menudo estorban en sus carreras profesionales. A primera vista, esto es más fácil que estar dispuesto a percibir su propio cuerpo, por ejemplo, con el escaneo corporal *(body scan)*, un ejercicio central del *mindfulness*. Durante 30 minutos se recorre todo el cuerpo con la mente, concentrándose desde el dedo pequeño del pie hasta la raíz del cabello, sin realizar ningún movimiento. Al iniciar el ejercicio, algunos pacientes se incomodan y llegan al límite de su paciencia. No se soportan a sí mismos, sienten que su respiración es demasiado superficial, sus latidos del corazón demasiado rápidos o que su cuello está demasiado tenso. El objetivo central de este ejercicio, que se basa en las tradiciones de la meditación, es aceptarse a uno mismo y permitirse ser de la manera que uno es. No se trata solo de una cuestión filosófica, pues actualmente sabemos por la neurociencia que el escaneo corporal activa por lo menos tres redes neuronales y fortalece su cooperación: la capacidad de atención selectiva, de estado de alerta general (vigilancia) y de la llamada atención ejecutiva, que apaga o reprime los impulsos competitivos. Sin embargo, al principio se requiere paciencia y práctica regular, ya que en promedio se requieren seis semanas para que el ejercicio tenga un efecto duradero. Pero después de este tiempo se necesitará menos esfuerzo y se llegará más rápido a la relajación.

Aprender a percibirse de nuevo a sí mismo es parte de la curación interior, pues promueve la autorregulación del cuerpo. También funcionan las compresas húmedas y frías. A casi todos nuestros pacientes más estresados les aplicamos cada mañana en la cama una compresa helada en el pecho por espacio de uno o dos minutos. El choque frío cede ante el calor agradable que se extiende desde lo más profundo, porque el organismo está trabajando contra el estímulo de la temperatura. Ningún sedante sintético tiene un efecto tan relajante y activador al mismo tiempo como este viejo método tomado del manual de Sebastian Kneipp.

Aquellos que han olvidado su conciencia corporal no la volverán a encontrar de un día para otro. Así, las personas que han estado sometidas a un estrés constante también han olvidado la sensación de relajación. En lugar de recetar sedantes, tiene mucho más sentido entrenar la propia conciencia corporal, o de forma pasiva, por ejemplo, a través de estímulos de temperatura y compresas, o bien de manera activa mediante ejercicios mentales. A largo plazo, esto permite que nuestro reflejo innato de relajación se reanude cuando la causa de la tensión nerviosa haya pasado.

Así que todo lleva tiempo y es un proceso. Mi experiencia con nuestros pacientes es que hay un límite mágico alrededor del quinto día. Mientras que muchos se quejan al principio, y sus molestias pueden incluso empeorar, o ellos pueden tener la sensación de que no está sucediendo nada, de repente llegan a un punto de inflexión, a menudo por una crisis personal. Como si las terapias corporales hubieran abierto una puerta, de pronto aparecen recuerdos y sentimientos. En mi libro *Endlich schmerzfrei* (Finalmente libre de dolor) ya he mencionado el siguiente ejemplo, pero es tan claro que me gustaría recurrir a él de nuevo.

Estudio de caso: a pesar del dolor, no hay que mostrar sentimientos

Al principio, el dolor del paciente parecía estar justificado en el aspecto anatómico. Hannes G., de 51 años, piloto de una aerolínea regular, tenía que pasar gran parte de su jornada laboral sentado en la cabina o en la sala de espera de algún aeropuerto. Al mismo tiempo, el trabajo por turnos exponía su organismo a constantes cambios de horario, mismos que le robaban el sueño incluso cuando de manera excepcional no trabajaba y estaba en casa con su esposa por más de una semana. Esta era una situación lamentable porque podía ver muy poco a su esposa. La pareja no tenía hijos. El marido irradiaba una personalidad cálida y simpática y podía describir con exactitud dónde estaban sus factores de estrés, que le originaban dolor muscular en todo el cuerpo. Él padecía fibromialgia.

Después de una semana, el paciente primero se quedó callado y luego de dos días se abrió con cautela. Entre comentarios, relató el escándalo que en su ambiente laboral causó el presunto suicidio de un piloto que se había estrellado con 150 personas a bordo en 2015. En su profesión, los analgésicos eran «un asunto delicado» y cualquier sospecha de que pudiera haber algo mal en su psique era devastador para él. Por lo tanto, no podía tomar ningún medicamento estadounidense para la fibromialgia, porque estos solo están aprobados en Alemania para los casos de depresión. Al llegar al fondo del asunto, quedó claro que él y sus colegas aprendieron a desconectarse de sus sentimientos para poder concentrar todos sus sentidos en el manejo de la aeronave. En ese momento, para él era importante enfatizar que en cada situación tenía la capacidad de dejar de lado sus emociones. Describió el estrés que le causaba estar siempre en plena forma y ser capaz de actuar, incluso la dificultad de ser él mismo en la relación con su esposa.

Pero ahora la situación es distinta. El paciente habla con su esposa más a menudo. Los dos decidieron volver a pasar más tiempo juntos, aunque implique un cambio de trabajo. Él ha expresado que su relación y sus sentimientos son importantes para él. En qué grado lo son es algo que aprendió apenas en esta fase de reflexión. Los ejercicios de relajación fueron los que más le ayudaron, expresó el paciente, porque así aprendió que él podía influir en su cuerpo. Si bien las dolencias no han desaparecido, sí se han reducido en gran medida.

¿Cómo reconocer el estrés?

Matthew Johnstone y el psicólogo Michael Player, autores australianos, han creado una lista para verificar a diario los signos físicos, psicológicos y emocionales que son indicadores de estrés. Los cambios notables en el comportamiento también se encuentran entre los síntomas. Aquí puedes ponerte a prueba y comprobar cuáles son tus áreas más vulnerables:

CUERPO	PSIQUE	CONTACTO SOCIAL	SENTIMIENTOS
Tensión muscular	Problemas de concentración	Tendencias a retraerse	Tristeza
Dolor de cabeza	Procrastinación	Falta de capacidad para escuchar	Hipersensibilidad

CUERPO	PSIQUE	CONTACTO SOCIAL	SENTIMIENTOS
Trastornos del sueño	Dificultad para tomar decisiones	Tendencia a evitar personas y compromisos	Mal humor
Cansancio	Preocupaciones y pensamientos negativos	Ansia de descanso	Abatimiento
Taquicardia	Cavilaciones sin encontrar soluciones	Disminución de contactos y amigos	Vacío
Dificultad para respirar	Irritabilidad y frustración	Irritabilidad con los demás	Miedo
Debilidad	Olvidar cosas importantes que hay que hacer	Incapacidad por enfermedad	Intranquilidad
Pérdida de apetito o ataques de hambre	Agresividad al volante		
Rechinar de dientes	Más dulce, más alcohol		
Calambres abdominales e indigestión			

Fuente: Johnstone/Player, 2019.

Lo mejor que puedes hacer para combatir el estrés lo encontrarás en el capítulo 9, «Regular los sentimientos».

5. La psique y el sistema inmunitario

Los primeros inicios de la psiconeuroinmunología (PNI) —un campo de investigación que se ocupa de las interacciones entre la psique, el sistema nervioso y el sistema inmunitario— se remontan a la década de 1980. La psicóloga Janice Kiecolt-Glaser y el inmunólogo Ronald Glaser, de la Universidad Estatal de Ohio, querían comprobar si los resultados de los experimentos con animales podían trasladarse a los seres humanos y, en efecto, también en los estudiantes el sistema inmunitario se debilitó en una situación estresante. Durante el periodo de exámenes, los participantes de la prueba produjeron mucho menos interferón gamma, una proteína que estimula el sistema inmunitario. Además, sus células T auxiliares, importantes «soldados» de defensa, dieron la impresión de estar «cansadas» en las pruebas de laboratorio.

Este resultado dio lugar a una avalancha de estudios. En 2004, Suzanne Segerstrom y Gregory Miller realizaron una revisión de alrededor de 300 artículos científicos acerca de este tema. Sobre todo, se ha comprobado que el estrés crónico y de periodos prolongados agota el sistema inmunitario y afecta a casi todos los tipos de células. Por primera vez, también se demostró que las personas se vuelven más susceptibles a las enfermedades a medida que envejecen, porque su sistema inmunitario disminuye. Incluso una depresión leve, como se notó, fue suficiente para frenar la actividad de los linfocitos. La duración de la depresión parecía ser más importante que su gravedad. La soledad y el aislamiento social también debilitan el sistema inmunitario. Así se observó, por ejemplo, en los estudiantes de primer año que aún no han sido capaces de construir un círculo de amigos.

En un estudio de 2003, a 52 personas que se habían graduado de la universidad hacía casi 50 años se les preguntó sobre sus biografías y sus experiencias intensas de felicidad, pero también acerca de sus tristezas, sus miedos o su ira. A medida que escribían sus respuestas, se midió su actividad cerebral. Después recibieron una vacuna contra la gripe, y durante los siguientes seis meses se revisó de manera constante su sistema inmunitario. El resultado fue claro. Aquellos individuos que describieron muchas experiencias positivas tenían un sistema inmunitario más fuerte.

¿Cuál podría ser la razón? Una de las tesis es que la actividad cerebral en la corteza prefrontal (los recuerdos positivos se perciben en un lugar diferente al de los negativos) repercute en el sistema inmunitario a través de un sistema de neurotransmisores.

El *mindfulness* fortalece el sistema inmunitario

Apenas unas semanas después de la fertilización del óvulo humano, comienza la maduración del sistema inmunitario, que concluye en promedio a los 20 años de edad. La parte «no específica» consiste en una amplia variedad de células, todas ellas con tareas diferentes y en general variadas: monocitos, macrófagos, granulocitos, células dendríticas y células agresoras naturales. Estas eliminan patógenos como bacterias, hongos o virus. Además, también hay una respuesta inmunitaria «adquirida» a la que corresponden las células T auxiliares; uno de sus tipos (Th1) ataca a las células que han sido ocupadas por los virus y los destruye. El otro tipo (Th2) estimula a los linfocitos B para que produzcan anticuerpos que marquen a los cuerpos extraños. Las células Th1 pueden entonces acoplarse a ellas y hacer su trabajo.

Si el organismo está estresado, por ejemplo, por una inflamación crónica, se libera la hormona cortisol. Sin embargo, el cortisol ralentiza la actividad de las células Th1. A largo plazo, esto también hace que el organismo sea más susceptible al cáncer, ya que las células cancerosas individuales están en constante movimiento en el cuerpo y el sistema inmunitario debe encontrarlas. Las enfermedades tumorales al parecer son provocadas por el estrés crónico. Una y otra vez ocurren como resultado de eventos emocionales masivos, como el divorcio u otro trauma emocional. Otra experiencia muy común son las enfermedades infecciosas como los resfriados o la gripe, que prefieren atacar cuando el organismo está agotado.

La supresión de las células Th1 también conduce a un exceso de las células de defensa Th2, las cuales pueden producir gran cantidad de anticuerpos que se dirigen contra el propio organismo. Ya tan solo con el estrés de la madre durante el embarazo puede ocurrir que los niños sean más susceptibles a las alergias o a las enfermedades autoinmunitarias. Estas personas con una respuesta bastante alta al estrés reaccionan liberando hormonas de estrés incluso ante molestias pequeñas.

Sin embargo, esto no significa necesariamente que haya que aceptar este debilitamiento de las defensas del cuerpo. Las técnicas de relajación, los ejercicios de atención, la meditación y los aprendizajes de movimiento como el yoga, el *qigong* (chikung) o el taichí tienen un efecto sobre el sistema nervioso y el sistema de los neurotransmisores, que son medios de defensa eficientes para la prevención del estrés. El ejercicio regular también ayuda. En cualquier caso, es importante que aprendas a percibir tu estrés cada día y a contrarrestarlo de manera activa. Tu cuerpo y tu mente te lo agradecerán.

Inmunología de los sentimientos

«Sigmund Freud era en realidad un inmunólogo, solo que no lo sabía», escribe Fulvio D'Acquisto, profesor italiano de inmunofarmacología en la Universidad Queen Mary, en Londres. Este investigador ha estudiado los paralelismos entre el sistema emocional y el inmunitario. Es un defensor de la «inmunología afectiva», un nuevo campo de investigación. Las dos áreas, argumenta, mantienen una estrecha relación y sirven para adaptar nuestra vida interior a las circunstancias externas. Pueden tener un efecto regulador muy positivo, pero también podrían descarrilarse y entonces volverse contra el mismo organismo. Ambas son altamente plásticas y cambiantes.

D'Acquisto compara el sistema inmunitario innato con una personalidad extrovertida, mientras que entiende el sistema inmunitario adquirido como introvertido y, al mismo tiempo, responsable de la construcción de una memoria inmunológica en la que se graban las huellas de vida. Un metaanálisis ha demostrado que los rasgos del carácter se reflejan en patrones inmunitarios muy específicos. Por ejemplo, las personas especialmente conscientes tienen menor cantidad de proteína C-reactiva (PCR) y, por lo tanto, una menor resistencia a la inflamación. Mientras, muchas de estas relaciones entre los estados emocionales y las partes del sistema inmunitario, las células y también los neurotransmisores han llamado la atención y se continuarán estudiando. Al parecer, el sistema de defensa del organismo es capaz de distinguir con gran precisión entre los cuerpos extraños que hay que eliminar y las consecuencias del estrés, e incluso produce sus propias sustancias de señalización para este fin. Esto abre la posibilidad, según D'Acquisto, de proporcionar algún día una vacuna para las personas propensas a padecer enfermedades mentales.

La naturaleza especial de las enfermedades depresivas se tratará por separado en el capítulo ocho.

6. Líneas de vida: desde las penas de amor hasta las arrugas por la risa

«Ya verás», me decían siempre mis padres cuando forjaba mis planes en mi exuberancia juvenil. Hoy en día, me descubro a mí mismo frenando la euforia y el dinamismo de mis dos hijas adultas. Aunque en realidad ya no hay nada que frenar, pues a estas alturas van por su propio camino de manera autodeterminada y bastante clara.

¿Nuestra vida emocional se resiente con el paso de los años, o tal vez nos volvemos incluso «más sabios» en lo que respecta a nuestras emociones? Esta pregunta no es fácil de responder. Lo que es seguro, porque nos lo muestra el sistema inmunitario, es que nuestros sentimientos cargan consigo las huellas de nuestra vida, no solo en los recuerdos almacenados, sino también en los circuitos de neurotransmisores y hasta en las células inmunitarias individuales. En cada fase de nuestra biografía hay diferentes temas centrales, pero sucede que no estamos del todo a merced de nuestros sentimientos, así como tampoco podemos controlarlos por completo. Se trata de aprender a percibirlos, reconocerlos y luego —como practicamos en la meditación— dejarlos pasar con cierta distancia, como se ven pasar las nubes en el firmamento.

Pubertad: caos en la cabeza

El caos de emociones durante la pubertad es legendario, y sabemos hoy que las regiones del cerebro vuelven a «cablearse» y conectarse. Este «desorden» interno es bastante evidente en comportamientos como la rebeldía, el desafío, la profunda melancolía y el entusiasmo histérico por ciertos ídolos. Las hormonas sexuales desempeñan un papel fundamental. La materia gris de la corteza cerebral, que hasta entonces estaba ahí para los procesos de aprendizaje, se atrofia poco a poco. La materia blanca, por otro lado, aumenta, y la velocidad de los procesos de pensamiento se multiplica. Dado que los adolescentes aún no tienen tantos receptores de dopamina, buscan con más intensidad los «subidones» para obtener una sensación de satisfacción. Tomar riesgos excesivos y consumir drogas está relacionado con esto. La corteza prefrontal, la parte de la corteza cerebral responsable del control de los impulsos, todavía se está desarrollando. Los receptores de oxitocina en el cerebro también están cambiando. Se presume que en los adolescentes esta hormona es importante para la autopercepción y la autoafirmación (véanse págs. 66 y ss.). El equilibrio de la melatonina cambia, lo que se manifiesta en una mayor necesidad de sueño. A esta edad también existen riesgos especiales para la psique, en particular los trastornos alimentarios y la muy riesgosa depresión juvenil en adolescentes.

Las penas de amor: el corazón roto

Si un primer desamor se presenta en esta etapa, entonces la confusión es particularmente grande. Pero la edad no es en realidad decisiva para la gravedad del sufrimiento. Este puede ser tan grande como el dolor y la impotencia ante la muerte de un ser querido u otra pérdida grave. Las psicólogas Lauren Howe y Carol Dweck, de la Universidad de Stanford, han dividido a aquellos que padecen «la enfermedad del amor» en dos grupos. A saber, uno con una autoimagen rígida y un comportamiento bastante obstinado («siempre he sido así y así seguiré, ¡pase lo que pase!»), y otro cuyos miembros declararon que querían aprender de las experiencias. Como no es de extrañar, el primer grupo sufrió más tiempo las penas de amor y la humillación del ego fue mayor.

El mal de amores ataca la salud. La consejera de parejas Silvia Fauck (Berlín), según reporta el diario alemán *Süddeutsche Zeitung*, envía desde la primera consulta a uno de cada tres de sus pacientes al médico porque sufren dolencias corporales como migrañas, ataques de pánico, dolor de espalda y problemas gastrointestinales. Los estudios muestran que las personas que han vivido una separación presentan, en el tiempo posterior a esta, síntomas depresivos como pensamientos negativos recurrentes y trastornos del sueño. Además, el sistema inmunitario se ve afectado y la reducción de respuesta inmunitaria puede durar hasta seis meses.

Después de todo, el «corazón roto» no solo debe entenderse como una simple expresión, ya que el «síndrome del corazón roto», descrito de forma clínica por primera vez en Japón en 1990, conlleva a que el ventrículo izquierdo se contraiga sin una causa física reconocible con anterioridad. Si se detecta con un cateterismo cardiaco y se trata de forma correcta, no habrá daño alguno, de lo contrario, la afección puede poner en peligro la vida. La mayoría de las personas afectadas son mujeres, y las causas suelen ser crisis emocionales.

Según las estimaciones, en una de cada 50 personas en Alemania, el estrés extremo también provoca este tipo de ataque al corazón. Se parece a un infarto, pero no lo es. Como respuesta al estrés agudo o prolongado, el cuerpo libera un exceso de neurotransmisores, las catecolaminas, que también incluyen a la adrenalina. En grandes cantidades, estas hormonas pueden dañar las células musculares cardiacas e interrumpir el flujo sanguíneo en los vasos más pequeños, los capilares. Las áreas afectadas en el corazón quedan fuera de servicio, al menos por un breve tiempo.

Por lo tanto, no hay que descartar el desamor sin más, sino considerarlo en serio como una herida emocional —y quizás también física—. Una separación mal procesada también puede conducir a la depresión (véase también el capítulo 8). Cualquier persona que no pueda dormir o comer de forma adecuada por más de cuatro semanas, o sienta un fuerte estrés psíquico a causa de una ruptura, debería consultar a su médico de cabecera o buscar asesoría psicológica para hablarlo.

Las parejas enamoradas liberan más cantidad de oxitocina (hormona del abrazo) y dopamina (hormona de la felicidad) a través del contacto, de la conexión emocional y del sexo. En caso de una separación, se reduce su liberación y son reemplazadas por las hormonas del estrés, es decir, el cortisol y la adrenalina.

La reacción corporal ante la separación de una pareja sentimental a menudo se compara, en la comunidad científica, con los síntomas de un adicto a la cocaína durante la abstinencia, ya que las mismas regiones cerebrales se activan después de la separación de un ser querido. En este momento la persona se encuentra en un estado de emergencia emocional, en el cual la propia percepción está distorsionada por la retirada de la expareja. Los pensamientos nostálgicos por las cualidades positivas de la expareja, las experiencias compartidas y los planes futuros perdidos estimulan aún más esta adicción y complican el proceso de superar el desamor.

Los afectados muchas veces escuchan a su alrededor, como sugerencia, que el tiempo curará las heridas. En el caso del mal de amores, este consejo no es del todo incorrecto. En promedio, el dolor del desamor dura tres meses. Para algunas personas, sin embargo, este proceso puede durar mucho más tiempo, incluso años, antes de que se sientan de nuevo estables en lo emocional y hayan superado la ruptura.

¿Qué se puede hacer para apoyar y acelerar el proceso de curación?

En el primer momento después de una separación, se recomienda cortar cualquier conexión y canal de comunicación con la expareja por medio del teléfono, los mensajes de texto, el correo electrónico o las redes sociales. Para empeorar las cosas, muchas parejas recién separadas aún comparten un círculo de amigos. En este caso, incluso los contactos sociales, que son de particular importancia en este momento, traen recuerdos de la expareja. Para evitar un dolor innecesario, es útil comprobar por uno mismo: «¿qué amistades son realmente buenas para mí en este momento?». También puede ser conveniente hablar sobre esta difícil situación con los amigos en común, acordar no mencionar al ex por un tiempo y dejar que el tema descanse. Si no hay amigos en común, la intensidad de estas amistades puede incrementarse al principio.

Poco después de una separación, a muchas personas les cuesta trabajo aceptar que la relación ha terminado. Se pierden durante meses en pensamientos melancólicos sobre todos los aspectos positivos de la expareja y las formas en que se podía haber evitado la ruptura. Por ello, los investigadores del mal de amores recomiendan hacer una lista con todos los rasgos negativos, malos hábitos y comportamientos desagradables de la expareja que a ti te molestaban. Si los pensamientos y recuerdos anhelantes de la expareja se cuelan, entonces saca esta lista y corrige la imagen distorsionada e idealizada que tienes de la persona.

Si tú te encuentras en esta fase de lucha, es importante analizar las razones de la separación y reconocerlas. Si estás aferrado a pensamientos no deseados, detén tu mente, prohíbete continuar con estos pensamientos y confróntalos con tus propios motivos racionales por los cuales la relación no funcionó.

Además del alejamiento corporal, una separación por lo general implica —sobre todo si no es intencionada— una fuerte ofensa personal y perjudica la propia autoestima. Este insulto social conlleva un peligro particular para el desarrollo de síntomas depresivos. Por lo tanto, en un segundo paso, se debe fortalecer la capacidad emocional mediante el desarrollo de las siguientes áreas: contactos sociales seguros, deporte, alimentación saludable y relajación o yoga (puedes encontrar muchos consejos importantes en el programa de ocho semanas en las págs. 171 y ss.).

Cuando hay una separación, por lo general no solo se pierde a la persona amada, sino que la propia vida cotidiana, el sentido de uno mismo y todas las áreas relevantes de la vida se ven afectadas de manera sustancial. Es importante construir una nueva rutina diaria y nuevos rituales. Además, es fundamental redefinir la propia identidad y la perspectiva futura sin la expareja. Puede ser útil pensar con cuidado en qué áreas de la vida la expareja ejerció una influencia positiva y considerar de manera sistemática reemplazos para las áreas respectivas.

¿Practicaban por lo regular un pasatiempo juntos, se dieron masaje mutuo, han cultivado amistades en común o viajaron juntos? A continuación, considera alternativas como hacer el pasatiempo con otro amigo, visitar un spa y tener un masaje profesional, comenzar un nuevo pasatiempo para conocer gente y tal vez hacer nuevos amigos, procurar más a tus amistades existentes, o embarcarse en un viaje grupal o en uno de aventura en solitario. El tratamiento de las necesidades sexuales varía de una persona a otra. Algunas personas se toman un tiempo para reconstruir la intimidad con otra persona después de una ruptura, mientras que otros pueden saltar más rápido a una nueva aventura sexual.

Casi todas las personas han experimentado un desamor grave en algún momento. Ábrete a los demás, pide ayuda y rodéate de gente que simpatice contigo. Fortalece tu autoestima ofreciendo ayuda a otros en áreas en las que seas bueno, o desarrolla nuevas habilidades. Consiéntete con un capricho frecuente, regálate lo que sea necesario para sentirse mejor. Ten compasión de ti mismo, pues está bien sentir dolor. Pero ten confianza, si bien el dolor puede volver en oleadas, siempre mejorará a largo plazo.

Las carreras: masculinidad tóxica y la doble carga femenina

En 2019, la Asociación Americana de Psicología (APA, por sus siglas en inglés) publicó sus primeras directrices para el trato con clientes masculinos. La «ideología masculina tradicional», dice la APA, puede convertirse en una carga tanto psicológica como física (tensión del rol de género) y conducir a problemas de salud. Sobre todo en el caso de los niños y de los hombres adultos, no cumplir con las expectativas correspondientes al modelo tradicional de masculinidad, o desviarse de este, podría llevar a conflictos entre la imagen que tienen de sí mismos y la de la sociedad.

Aunque es cierto que hay distintas ideologías sobre la masculinidad, de acuerdo con las directrices, hay determinadas actitudes que se pueden encontrar en amplios sectores de la población (estadounidense). Entre ellas figuraban una actitud despectiva hacia las mujeres, la presión por el desempeño, la prohibición de mostrar debilidad, el comportamiento arriesgado y la disposición a la violencia.

Las investigaciones muestran que esta socialización dentro de modelos de rol rígidos impone grandes exigencias respecto al éxito, la carrera, el poder y la competencia. Los sentimientos tienden a ser reprimidos, en especial entre hombres, y la sociedad espera que lo profesional se anteponga a la familia. Los hombres que no se adhieren a estas expectativas se vuelven pronto víctimas de acoso, a veces de forma abierta, a veces encubierta, y tienen menos oportunidades de realización social.

En nuestra clínica, alrededor del 78% de los pacientes son mujeres, lo cual refleja que ellas experimentan más síndromes de dolor, uno de los principales cuadros sintomáticos que vemos. Las mujeres también muestran un mayor interés por la medicina natural. En nuestros pacientes masculinos, sin embargo, a menudo observo que la experiencia de percatarse de su situación es con frecuencia mayor que en las mujeres. Una vez que llegan al punto de admitir una enfermedad, los hombres están más decididos a cambiar algo; mientras que muchas mujeres hacen varios intentos para mejorar su autocuidado, pero siempre se quedan atascadas en las demandas de la vida cotidiana, como son los hijos, la profesión, el marido o cuidar de otros familiares. Desde luego, también hay excepciones. Recuerdo a un hombre joven que, sin haber cumplido aún los 30 años, padecía una fuerte inflamación intestinal crónica y tomaba medicamentos para combatir los episodios resultantes del empeoramiento, pero con graves efectos secundarios, algo que a largo plazo deterioró su fertilidad. El joven, cuyo padre era banquero, estudiaba administración de empresas y aseguraba con insistencia que el estrés era parte ineludible de sus estudios y que debía tener éxito en estos. De lo contrario, lo más lógico era abandonar su carrera de inmediato. Solo tengo la esperanza de que el chico se haya vuelto más inteligente con el paso del tiempo. Aunque me temo que ha tenido que sufrir para llegar a ese punto.

En los últimos 30 años, el enfoque de la psicología ha cambiado de una visión más biológica de los hombres a una que considera los factores sociológicos y culturales que conforman a los roles de género. Ya que los niños y los hombres están sobrerrepresentados entre una serie de trastornos psicológicos y áreas sociales problemáticas. Los adolescentes varones tienen más dificultades de aprendizaje, muestran un menor rendimiento y presentan más problemas de comportamiento, por ejemplo, en cuanto a la agresividad. El porcentaje de hombres que acaban en la cárcel es mayor que el de mujeres, pues usan con más frecuencia la violencia y también tienen más probabilidades de ser víctimas de esta. Los hombres viven unos cinco años menos (la esperanza de vida actual para las niñas recién nacidas es de 83.3 años, para los niños de 78.5 años). Un estudio aplicado a más de 11 000 miembros de congregaciones en la región de Baviera, en Alemania, mostró que la esperanza de vida de los monjes se acercaba a la de las monjas, porque las condiciones de vida en los monasterios disminuían el estrés generado por los roles de género. Algunos monjes vivieron solo un año menos que las monjas. Según los resultados del estudio, de la diferencia aproximada de seis años en la esperanza de vida entre ambos sexos, es posible atribuir hasta cinco años a los diferentes estilos de vida (por ejemplo, el consumo de alcohol y asumir mayores riesgos) y no a factores biológicos.

Aunque todo esto ya ha sido demostrado por estudios, el género masculino no recibe la ayuda que necesita. El abuso del alcohol es un problema y la depresión se diagnostica solo la mitad de las veces que en las mujeres. Pero la causa también podría encontrarse en que el modelo de rol que indica no mostrar debilidad impide que muchos busquen ayuda médica o psicológica. El hecho de que los hombres en todo el mundo presenten cuatro veces más probabilidades de suicidarse (tres veces más en Alemania en 2017) significa que no tienen menos problemas de salud mental.

Las directrices estadounidenses también hacen notar que el comportamiento masculino no es puramente biológico, sino que se basa en normas sociales, culturales y de otro tipo, e indican que esto debería incluirse en el trabajo terapéutico o de asesoramiento. En Estados Unidos, estas directrices provocaron feroces debates culturales y políticos sobre si en verdad había algo «mal» en la imagen predominante de los hombres. Fredric Rabinowitz, uno de los autores de las directrices, defendió los principios: «Lo que queremos es ampliar el repertorio emocional de los hombres, no quitarles su fuerza».

El término *masculinidad tóxica*, que se utiliza en este contexto, no proviene del movimiento feminista, donde se cita a menudo, sino de las décadas de 1980 y 1990, cuando los hombres crearon su propio movimiento de género (con talleres de percusiones y experiencias en la naturaleza para hombres), lo cual debería señalar un alejamiento del modelo del rol tradicional. La mejor manera para describir la masculinidad tóxica es con una caja, ya que «es rígida, estrecha, y los hombres deben doblarse si quieren encajar», comenta la revista *Scientific American.*

Aunque las mujeres vayan al médico con más frecuencia y se cuiden más, no mejoran mucho más que los hombres. Sobre todo en la mediana edad, el estado de salud «nunca había sido tan sorprendentemente malo como en la actualidad», afirma la presidenta de la Fundación para la Salud y Sanación de las Madres (la Müttergenesungswerk). La razón es la doble carga, ya que 80% de las madres trabaja, y sobre ellas continúa recayendo en gran medida el peso de atender a los niños y a familiares que necesitan atención y cuidados. El índice de *burnout* laboral ha crecido un 30% en los últimos diez años. Con el aumento de los años de vida, las mujeres también son más infelices, en parte porque tienen dificultades para envejecer, pero también porque en lo económico están mucho peor que los hombres. Cuando se trata de abuso de alcohol, las mujeres se acercan cada vez más al género masculino. Por otro lado, una encuesta encargada por la compañía farmacéutica Bayer en 2016 mostró que 50% de las mujeres encuestadas toma analgésicos para hacer frente a las tareas cotidianas, mientras que el 44% los toma para estar en forma para una cita importante. Entre los hombres, las cifras fueron del 38 y 30%, respectivamente.

«Las mujeres suelen tomar analgésicos para poder funcionar», dice Gerd Glaeske, profesor de investigación de suministro de medicamentos en el Centro de Política Social de la Universidad de Bremen.

La relación: más valiosa que nunca

El papel central de los vínculos interpersonales sigue siendo válido incluso cuando la infancia ha terminado, pues las relaciones tienen una gran influencia en nuestra salud a lo largo de nuestras vidas. La soledad, por otro lado, conlleva en sí misma el riesgo de enfermarnos. ¿Qué sabemos al respecto?

La soledad nos enferma

Un gran metaanálisis, es decir, una revisión y evaluación de un grupo de estudios sobre un determinado tema, ha demostrado que la soledad es tan peligrosa para la salud como lo es fumar. Las relaciones sociales no solo enriquecen la vida, sino que también la prolongan.

Sentir completa soledad es uno de los sentimientos más abrumadores que existen. Intensifica las tendencias depresivas, pero también los síntomas físicos. En los 148 estudios recopilados, se analizaron datos de más de 300 000 personas. Si cuentas con un buen círculo de conocidos y amigos, el estudio indica que tienes 50% más posibilidades de no morir de forma prematura, como ocurre con las personas que son menos activas en lo social. Comparado con otros factores de riesgo, esto se ve así:

- La soledad es tan perjudicial como fumar 15 cigarrillos al día.
- Ocasiona tantos daños como el abuso de alcohol.
- Es más perjudicial que no hacer deporte.
- Es incluso dos veces más dañina que el sobrepeso.

Es menos importante si las personas viven solas o no. Todo el entorno social repercute en la salud, porque las personas más sociables suelen tener un mayor sentido de responsabilidad hacia sí mismas y hacia los demás. Asumen menos riesgos y prestan más atención a un estilo de vida saludable.

Sin embargo, un tercio de los habitantes de los países industrializados se sienten solos. Esto desencadena un estrés emocional crónico. Cada uno de los procesos biológicos se ve afectado de forma negativa por la soledad. Ningún otro factor ejerce una influencia tan grande en nuestra salud, en nuestra calidad de vida. El sistema nervioso simpático —la parte del sistema nervioso responsable de la activación y la alarma— se irrita de forma continua. En las personas que están deprimidas o solas, con frecuencia hay más marcadores inflamatorios en la sangre. La soledad incluso tiene un efecto en nuestros genes. Más de mil genes que son responsables de la inflamación, el sistema inmunitario y la división celular, entre otras funciones, se activan por este sentimiento.

De manera similar, se ha demostrado que el apoyo social también cambia la expresión génica, pero en este caso en una dirección positiva; sobre todo, la actividad de la amígdala en el cerebro, el centro de estrés, se ralentiza.

«Anímese a hablar con una persona que no conoce», recomienda Nicholas Epley, un psicólogo conductual de Chicago. Junto con su equipo ha investigado por qué mucha gente está sola, por ejemplo, cuando va en el metro y solo algunas personas inician una conversación. Los viajeros dijeron que se sentían inhibidos. Aun así, la investigación demuestra que la mayoría de las personas reacciona de manera positiva al contacto. No obstante, la mayoría de las veces se juzga de forma errónea la disposición de la otra persona para entablar una conversación. Epley aconseja a la gente estar más dispuesta a experimentar, así mejorará su intuición sobre quién es la persona más agradable con quien charlar.

Ya se ha hablado sobre las consecuencias negativas del distanciamiento social tras la pandemia de Covid-19. Las estrategias que han resultado útiles para sobrellevar a largo plazo y sin daño las restricciones al contacto también alivian la soledad.

El amor ayuda a sobrevivir

En un extenso estudio aplicado a cerca de 10 000 hombres con enfermedades cardiacas, se les preguntó a los participantes lo siguiente: «¿Tu esposa te demuestra que te ama?». Los que respondieron «sí» presentaban solo la mitad de los síntomas que los demás de su grupo. Durante cinco años surgieron muchos menos casos de angina de pecho, es decir, la sensación de opresión en el pecho, aun cuando estaban presentes los clásicos factores de riesgo, como la edad, el nivel de colesterol, la presión arterial o la diabetes. Los cardiólogos han demostrado que incluso un saludo tierno disminuye la presión arterial en la persona en cuestión (y también en la pareja). El grosor de la pared izquierda del corazón se reduce —un ensanchamiento indica que hay daño por el aumento de la presión arterial alta—. E incluso ante mucho estrés, el sistema cardiovascular está en mejor condición si al final del día las personas reciben afecto de su pareja.

También los besos son saludables, a pesar de que casi 50 000 microbios pasan de boca a boca cuando dos personas se besan. En tiempos del coronavirus, esto parece casi absurdo, pero es cierto: si no hay nuevos tipos de virus circulando por todo el mundo, el sistema inmunitario no se debilita al besar, sino que se ejercita. Además, durante las caricias y otras formas de afecto, aumentan varias proteínas en la sangre, incluyendo la albúmina y la microglobulina beta-2, sustancias que fortalecen el sistema inmunitario.

El cuidado, el afecto y el interés también influyen directo sobre el sistema inmunitario. El cuerpo se vuelve menos sensible al estrés. Un estudio realizado por la neurocientífica Tanja Singer y su equipo demostró que el simple hecho de hablar y escuchar con afabilidad al otro reduce el nivel de cortisol, la hormona del estrés. La buena noticia es que todos podemos entrenar esta cualidad, al igual que lo hacemos con nuestros pacientes. Encontrarás ayuda y más consejos sobre cómo hacerlo en las páginas 227 y ss.

Estar con animales también lo mantiene a uno sano. Después de todo, hay 8 millones de perros, 13 millones de gatos y 6 millones de animales pequeños como hámsteres o conejillos de indias en Alemania, cuyos dueños mantienen, sobre todo, porque buscan el contacto físico y la convivencia. Los estudios demuestran que las mascotas refuerzan el sistema inmunitario, reducen las alergias y contrarrestan factores de riesgo como la obesidad, la presión arterial alta, los niveles de colesterol y el estrés. Así que también protegen contra las enfermedades cardiovasculares. Por cierto, cuando los perros y los seres humanos se tocan —y en especial cuando se miran a los ojos—, la hormona del vínculo afectivo, la oxitocina, se activa en ambos, al igual que con la madre y el niño (véanse págs. 96 y ss.). Los lobos, en cambio, evitan este contacto visual.

Afecto e instinto

Nada afecta más a nuestro cerebro emocional y a nuestro metabolismo que el sentirnos emocionalmente alejados de las personas con las que estamos más unidos, como la pareja, los hijos o los padres. En Seattle, Estados Unidos, hay un laboratorio del amor, donde el psicólogo John Gottman y su equipo han estudiado y tratado problemas de pareja durante décadas. Han descubierto que un movimiento despectivo en las comisuras de los labios es suficiente para hacer que la presión arterial de la otra persona se dispare. Las señales de asociación llegan a lo más profundo de nuestro cerebro instintivo y activan el reflejo de lucha o huida en fracciones de segundo. El cerebro racional se ralentiza o incluso se apaga por completo. Para poder salir de este círculo es conveniente, por ejemplo, que los miembros de la pareja aprendan a comunicarse entre sí de manera no violenta con la ayuda de una terapia conjunta. Es decir, que cambien la crítica por una observación objetiva y sustituyan los juicios sobre la otra persona con una descripción de cómo se sienten en una situación de conflicto.

«Evite las rupturas, porque casarse de nuevo no siempre ayuda», recomienda el médico y periodista científico Werner Bartens a sus lectores. Los solteros divorciados también tienen 20% más de enfermedades crónicas que las parejas casadas. A menudo, un nuevo matrimonio no puede compensar las consecuencias negativas de un divorcio previo.

Cuando una pareja ya no convive en armonía, este hecho repercute directo en el corazón. Un estudio en Gran Bretaña, aplicado a 9 000 funcionarios británicos, lo demostró. Durante 12 años se les pregunto sobre su estrés laboral, pero también sobre el estado de su relación de pareja. El resultado fue claro. Aquellos que tenían estrés en la relación y con frecuencia sentían agresiones presentaban un tercio más de posibilidades de sufrir un infarto, comparado con aquellos que estaban felices con sus parejas, o por lo menos satisfechos.

La psicóloga Esther Katona, de la Universidad de Friburgo, en Alemania, ha estudiado la cuestión de cómo los divorcios que conllevan la separación de los hijos repercuten en la salud. En 2018 hubo alrededor de 148 000 divorcios en Alemania, un promedio que no había sido tan bajo en el país desde hacía 25 años. Sin embargo, unos 121 000 niños deben hacer frente a la separación de sus padres. Pero ellos no son los únicos que sufren. El 64% de los 288 padres y madres que participaron en el estudio mencionó que su calidad de vida era pobre o mediocre; el 53% se sentía angustiado en el aspecto emocional. El 45% consideraba que su bienestar físico estaba muy deteriorado; más de dos tercios presentaban cansancio crónico, insomnio o dolor de cuello o de espalda. El 67% mostró síntomas de depresión.

La intimidad, ya sea física o emocional, nos protege del aislamiento y de la soledad, y por lo tanto tiene un efecto curativo. El médico y cardiólogo estadounidense Dean Ornish subraya que ser visto es un factor muy importante en nuestra vida social. Un círculo verdadero de amigos tiene un efecto mucho más positivo que el «círculo de amigos» de una red social. Por ejemplo, el uso frecuente de Facebook —y esto es interesante— se correlaciona con una evaluación negativa de la propia salud, la satisfacción con la vida y la depresión.

Pero no se trata solo de nuestras relaciones más cercanas. Nuestro entorno social también influye en nuestro comportamiento, la cuestión de cuánto nos ejercitamos, qué comemos, cuánto alcohol bebemos. Valores como la importancia del rendimiento, del trabajo y del éxito también moldean nuestra conducta. Los estudios muestran que las personas que se sienten bien integradas a sus grupos sociales tienen menos probabilidades de enfermarse o de sufrir una muerte prematura. Además, afrontan mejor el dolor, interrumpen sus terapias con menos frecuencia y confían más en sus médicos. ¡El apoyo de la gente que nos rodea, por ejemplo, ayuda a combatir los resfriados de forma muy concreta! En momentos de estrés, cuando alguien nos respalda, el pulso aumenta menos.

El acoso laboral envenena

Por desgracia, la cohesión social no siempre es un hecho. El 3% de los trabajadores alemanes sufren de acoso en el lugar de trabajo, un acoso dirigido a menospreciar. El estrés inicial que experimenta la víctima se intensifica poco a poco. El intento de cumplir con las expectativas o evitar el acoso suele fracasar. Luego viene una fase de ansiedad y creciente inseguridad en sí mismo. Los afectados intentan aumentar su rendimiento y trabajan horas extras, pero esto conlleva el riesgo de cometer errores. Entonces, no falta mucho tiempo para que comiencen a llegar las primeras advertencias por parte de los superiores. Las víctimas de acoso laboral desarrollan molestias para las que el médico no encuentra causa física. Cuando los afectados por fin visitan a un abogado, suelen estar muy cerca del *burnout*; por lo tanto, no pueden conciliar el sueño, han perdido el apetito y presentan dificultad para concentrarse, ansiedad y fatiga crónica. También la depresión puede sobrevenir.

Estudio de caso: reacción exacerbada – en todos lados

Uno de nuestros pacientes era un apasionado flautista de Hamburgo. Sufrió de un reumatismo bastante grave que amenazaba con incapacitarlo para trabajar. Sin embargo, detrás de su sufrimiento se ocultaba mucho más que una reacción autoinmunitaria; era otra reacción exacerbada que continuaba avanzando, en concreto, el acoso por parte de un vecino suyo. El paciente practicaba con su flauta durante el día, en el horario permitido por el reglamento de la vivienda. Pero uno de los vecinos, una persona mayor, no solo estaba en casa todo el día, sino que era en particular sensible al ruido. Esta persona grabó el sonido de la flauta mientras el músico tocaba, amplificó el sonido con recursos técnicos y lo puso en volumen máximo en todo momento aceptable e inaceptable. Nuestro paciente percibió esta acción como una fuerte agresión, lo cual terminó por causarle una enfermedad reumática severa que le impidió practicar su profesión debido a la inflamación en las articulaciones de los dedos.

Durante su estancia en nuestra clínica, el paciente se dio cuenta de qué tan fuerte era la influencia que ejercía en su cuerpo el estrés por el acoso diario, las agresiones, las humillaciones y el creciente aislamiento.

Dado que no veía otra opción, pero consciente de no querer continuar sufriendo con estas condiciones, al final se mudó de casa y buscó un sitio tranquilo para practicar.

7. Sentimientos desde el intestino

The Second Brain (El segundo cerebro), un exitoso *bestseller* publicado hace unos 20 años por Michael Gershon, es el descubrimiento de que nuestros intestinos poseen un sistema nervioso, no solo mucho más antiguo en términos evolutivos que nuestro cerebro, sino que también contiene neuronas. Pero luego la ciencia disipó con rapidez la euforia sobre el recién descubierto «sistema nervioso entérico» y demostró que, si bien el intestino tiene muchas funciones independientes, no puede «pensar» de forma autónoma. Esto no es del todo cierto, porque hay muchas cosas que el sistema nervioso entérico decide en conjunto, por ejemplo, cuando se trata de reaccionar ante visitantes indeseables en el intestino, que son detectados por las numerosas células inmunitarias. Entonces, el cerebro solo puede ordenar náuseas o diarrea. La cantidad de información que va del abdomen al cerebro a través del nervio vago es, en cualquier caso, mucho mayor que las órdenes en sentido contrario (véanse págs. 25 y ss.).

Sin embargo, en los últimos años se ha renovado el interés por la red nerviosa del intestino. Cada vez es más claro que el centro de nuestro cuerpo puede ejercer una influencia decisiva en lo que sucede en nuestro cerebro. Entre otros, hay indicios de que el intestino incide o hasta desencadena las enfermedades nerviosas relacionadas con procesos inflamatorios, como el párkinson o la esclerosis múltiple. Incluso las depresiones podrían tener su origen en el intestino. El factor decisivo aquí es el microbioma —la totalidad de los billones de bacterias que viven en el intestino— y por supuesto la dieta, que influye de forma decisiva en su hábitat.

Las bacterias habitan en el moco que recubre la membrana interna del intestino y allí se comunican con las células del cuerpo a través de las sustancias que liberan. Si la capa superior de células, el epitelio del intestino, se altera o lesiona, las bacterias bien pueden penetrar con más profundidad en los tejidos y activar el sistema nervioso del intestino. Luego, las señales viajan a través del nervio vago hasta el cerebro.

Estrés y bacterias

Los experimentos médicos con ratones demostraron que el estrés, en la primera infancia, reduce la diversidad de la comunidad bacteriana en el intestino y que, por ejemplo, los animales que en el laboratorio son criados sin gérmenes, y no cuentan con un microbioma, son en particular sensibles al estrés. Si se corta el nervio vago, la respuesta al estrés no se produce. El neurocientífico irlandés John Cryan, del University College Cork, es uno de los principales expertos internacionales que trabajan la relación entre el microbioma y nuestros sentimientos. Asume que en el área de las neuronas del cerebro casi no existen desarrollos en los que no influyan las bacterias. Incluso ve señales de que ciertas bacterias también pueden cambiar el comportamiento social. El autismo, los trastornos de ansiedad y ciertas formas de esquizofrenia podrían estar relacionados con esta influencia, incluida «la timidez o la simple cuestión sobre si usted es introvertido o extrovertido», comentó Cryan para el semanario alemán *Der Spiegel*. Por lo tanto, designa al biotopo del área abdominal como el «psicobioma» y nos exige repensar nuestra salud psíquica. En lugar de administrar fármacos psicotrópicos, la psiquiatría debería centrarse más bien en los hábitos alimentarios y otras influencias ambientales. De igual forma, el sueño y el ejercicio tienen un efecto positivo en la psique, quizá también a través del microbioma.

En la medicina natural esto se sabe de manera empírica desde hace mucho tiempo. Hay una conexión entre los sentimientos y la nutrición. Muchos pacientes con intestino irritable, por ejemplo, sufren de un miedo excesivo a la enfermedad, otros padecen depresión o trastornos de ansiedad. Hoy en día, la neurogastroenterología también está demostrando que las bacterias intestinales pueden cambiar muchos parámetros del cuerpo. La relación entre la microbiota, el sistema nervioso y el sistema inmunitario es tan fundamental para la autorregulación del organismo que ya se habla del eje microbiota-intestino-cerebro.

Malestar anímico debido a la diarrea

Una marejada que en el año 2000 golpeó el sistema público de agua potable de la ciudad canadiense de Walkerton representó un punto decisivo para la ciencia y abrió los ojos de los científicos, porque contaminó el agua con las bacterias *Escherichia coli* y *Campylobacter jejuni*. Más de 2300 residentes contrajeron infecciones intestinales graves y muchos desarrollaron no solo el síndrome del intestino irritable crónico, sino también depresión y miedos.

La pregunta que ahora plantean los investigadores es si los síntomas psicológicos fueron impulsados por la inflamación en el intestino o también por el desequilibrio del microbioma. En experimentos con animales, los ratones tímidos se volvieron más curiosos cuando se les expuso al microbioma de ratones más aventureros. Los microorganismos en verdad parecen determinar el comportamiento de su huésped. La transferencia de bacterias fecales de un humano con el síndrome del intestino irritable a ratones también provocó un comportamiento ansioso en los animales.

El inmunólogo Sven Pettersson y el neurocientífico Rochellys Diaz Heijtz, del Instituto Karolinska en Estocolmo, por ejemplo, demostraron en 2013 que los ratones criados sin gérmenes eran menos temerosos que otros. Esto no cambió, incluso cuando a los ratones «estériles» se les transfirió a un entorno normal. Solo su descendencia desarrolló un comportamiento normal.

Del abdomen al cerebro

A partir de esto, los investigadores concluyeron que la microbiota influye en el desarrollo del cerebro. Al parecer, las bacterias intestinales actúan sobre la permeabilidad de la barrera hematoencefálica. En los ratones criados sin gérmenes se encontró un mayor nivel de actividad de los neurotransmisores en el cerebro, incluyendo la serotonina. En el plasma sanguíneo de los machos también había más triptófano porque no podían descomponerlo las bacterias.

La estadounidense Rebecca Knickmeyer fue la primera en intentar trasladar los resultados de tales experimentos con animales a los humanos. Clasificó el microbioma de los bebés de un año y descubrió que la composición bacteriana parece impactar en el desarrollo cognitivo del cerebro. Durante mucho tiempo se pensó que era absurdo que los microorganismos influyeran en la psique, a pesar de que, por ejemplo, se sabía que el virus de la rabia desencadena en los animales infectados no solo agresividad, sino también un miedo inexplicable al agua. Sin embargo, en este caso los patógenos entran directamente en el cerebro y no actúan «a distancia» desde el intestino. En Estados Unidos, el Instituto Nacional de la Salud Mental de Bethesda ha iniciado extensos estudios para aumentar el conocimiento sobre el eje intestino-cerebro. La Oficina de Investigación Naval en Arlington planea invertir millones de dólares en los próximos años para dilucidar la influencia del intestino en la función cognitiva y el estrés. Y la Unión Europea invierte millones de euros en el proyecto MyNewGutt, con el objetivo de esclarecer las enfermedades cerebrales.

Estos primeros resultados de un campo de investigación en el que aún queda mucho por hacer también proporcionan pistas sobre por qué la nutrición afecta a los estados mentales. Puedes leer en el capítulo 9 qué implica esto para ti si padeces una depresión leve, por ejemplo, y cómo puedes incidir en tu condición mediante una alimentación adecuada y específica.

El eje intestino-cerebro

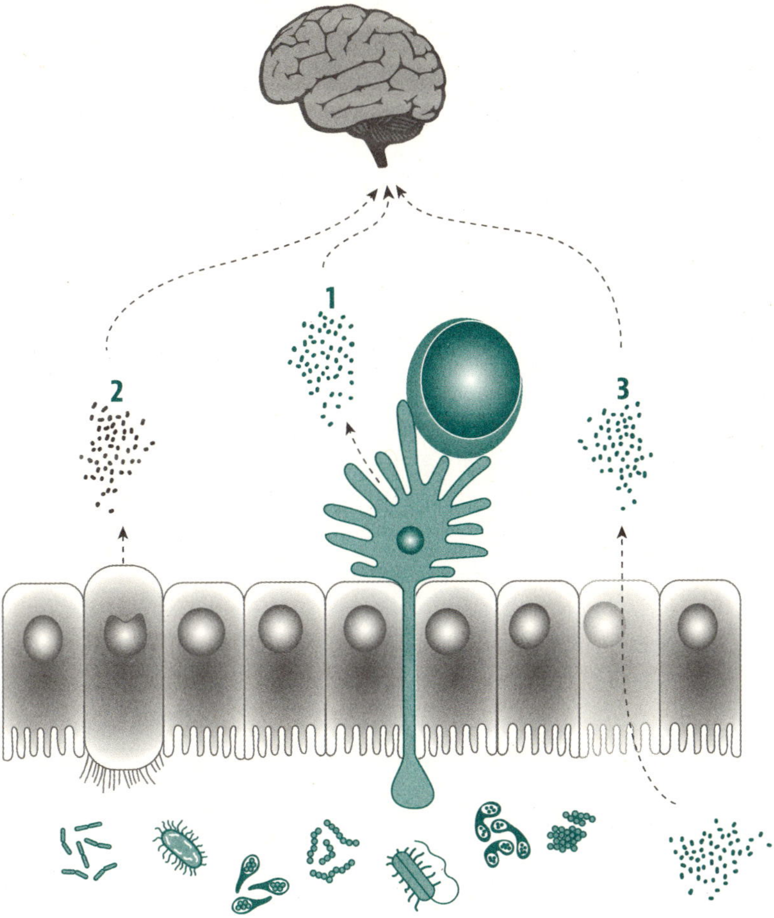

1. Las bacterias intestinales estimulan las células inmunitarias para **producir citocinas**, proteínas que controlan el crecimiento de células. Influyen en la actividad nerviosa.

2. Las células intestinales producen el neurotransmisor **serotonina**, lo que influye en el procesamiento de señales en el cerebro.

3. Un producto metabólico de las bacterias es el ácido butírico, que puede alterar la barrera hematoencefálica.

Todavía hay muchos aspectos por entender, pero lo cierto es que hay múltiples conexiones entre las redes nerviosas del cerebro y el abdomen.

8. Depresión: agujeros negros, sombras oscuras y síntomas poco claros

La depresión ya se ha mencionado varias veces en este libro. Dado que tiene consecuencias tan graves para nuestro estado en general y también para nuestra salud, nos gustaría tratarla con más detalle aquí. Según la Organización Mundial de la Salud (OMS), para 2030 la depresión unipolar superará en número a todas las demás enfermedades comunes que deterioran o acortan la vida. Debido al gran sufrimiento de los afectados, así como a los enormes costos directos e indirectos para los sistemas de suministros sanitarios, los métodos de tratamiento eficaces son de máxima relevancia.

Según una reciente encuesta sobre la salud realizada por el Instituto Robert Koch, casi uno de cada diez alemanes sufre depresión y, con un 9.2%, esta cifra es casi una mitad más alta que la media europea (6.6%). Este aumento en el número de casos en este país se puede explicar por un exceso de personas con síntomas leves. En Alemania, 10.8% de las mujeres y 7.6% de los hombres la padecen. Sin embargo, preocupa en particular que los adolescentes y los adultos jóvenes alcancen el 11.5%, porcentaje bastante superior a la media de la Unión Europea, que se calcula en 5.2%. El número creciente de días de ausentismo debido a «trastornos de adaptación» y «depresión» muestra la presión causada por el cambio repentino en el mundo laboral. Estos casos se han triplicado entre 1997 y 2018, según el informe psicológico de 2019 de la aseguradora de gastos médicos DAK Gesundheit, en el cual no se incluyen las afectaciones causadas por la pandemia de Covid-19.

Si la depresión se clasifica como grave, moderada o leve, o solo como un estado de ánimo depresivo, o si es unipolar o bipolar (con fases maniacas), depende de un sistema de clasificación internacional (CIE-10), que por lo general es determinado por médicos o psicólogos mediante cuestionarios estandarizados. Las diferencias para el estado de ánimo general son grandes y van desde un malestar, que puede tratarse con una medicación herbaria o con yoga, hasta las tendencias suicidas, que requieren medicación y quizá también un asesoramiento terapéutico. Sin embargo, incluso los enfermos que no padecen una depresión clínicamente grave manifiestan descensos significativos en el rendimiento y la calidad de vida. Los síntomas incluyen disminución del interés en el mundo exterior, pérdida de peso o del apetito, trastornos del sueño, agitación o retardo psicomotor, fatiga o pérdida de energía, sentimientos de inutilidad o de culpa y problemas de concentración.

La depresión no aparece de la nada. Los estudios han identificado acontecimientos drásticos en las relaciones interpersonales, como rupturas, acoso laboral o la pérdida de un ser querido, poco antes de la primera aparición de la depresión.

Sin embargo, esto no significa que esos traumas conduzcan en automático a la depresión. Aproximadamente, solo una de cada cinco personas traumatizadas reacciona con una enfermedad de este tipo. Cerca de la mitad de estas personas experimenta otro episodio depresivo durante los siguientes dos a cinco años. Se reduce la gravedad de los eventos que la desencadenan. Es decir, la depresión se independiza de dichos eventos de alguna forma y aparece sin que estos sucedan, se «condiciona» en el cerebro.

¿Síntoma acompañante o causa real?

¿Qué fue primero, el huevo o la gallina? No siempre es fácil determinar cuál es la causa y cuál es el efecto. En cualquier caso, en nuestra clínica en Essen observamos que la mayoría de los pacientes con enfermedades crónicas de larga duración sufren de un estado de ánimo depresivo que agrava o, quizás incluso, provoca sus síntomas. Si aplicamos terapias de medicina natural orientadas al cuerpo o terapias mente-cuerpo, o administramos hierbas medicinales, el estado físico y psicológico mejora de manera conjunta. Los pacientes acudieron a nosotros con dolor, reumatismo, enfermedades intestinales crónicas o problemas cardiacos, mientras que a menudo, en el fondo, había sentimientos negativos de los cuales no eran conscientes. Sin embargo, mediante las terapias holísticas se descubrieron estos sentimientos y solo entonces comenzó la curación o mejora.

Por lo tanto, el enfoque de intentar curar la depresión o los sentimientos depresivos solo con medicamentos me parece demasiado unilateral. Además, a menudo no funciona. Los inhibidores de la recaptación de serotonina (ISRS; el más conocido es el medicamento Prozac) que salieron al mercado en los años ochenta y noventa no cumplieron las expectativas. Un destacado estudio de 2008 (aunque controvertido por su metodología) llegó a la conclusión de que el activo que evita la rápida recaptación de serotonina en el cerebro fue apenas más eficaz que los placebos para la depresión leve y moderada, aun si los dos grupos de prueba se sintieron mejor. Una de las razones fue que también los estudios con resultados negativos se incluyeron en esta vista general, pues a menudo no son publicados por sus patrocinadores. Este fenómeno, conocido como sesgo de publicación, ejerce una gran influencia en el peso informativo de un metaanálisis. Resulta que el efecto placebo es bastante elevado en los pacientes deprimidos y podría representar hasta 75% (!) de la eficacia de un medicamento.

Un nuevo enfoque propuesto por científicos de la Universidad de Oxford, que evalúa la eficacia de los fármacos antidepresivos de forma más positiva (Cipriani *et al.*, 2018), también ha sido muy criticado por su metodología (Munkholm *et al.*, 2019). Por lo tanto, queda claro que hasta ahora, solo en el caso de personas con depresión grave, se obtiene un efecto clínico con los medicamentos. Además, a diferencia de otras intervenciones terapéuticas, la toma de antidepresivos tiene efectos secundarios significativos. Entre otros, puede provocar dependencia, aumento de peso, sudor constante, mareos y disfunción sexual. Desde 2011, en Estados Unidos también se advierte sobre la disfunción sexual a largo plazo, incluso después de suspender la toma de ciertos antidepresivos. En junio de 2019, el Comité para la Evaluación de Riesgos en Farmacovigilancia (PRAC) de la Agencia Europea de Medicamentos (EMA) también prescribió estas advertencias para el mercado europeo.

En el caso de la psicoterapia como alternativa, la eficacia depende de factores como la relación individual paciente-terapeuta y la empatía de este, más que del propio método. Además, muchos pacientes son reacios a buscar asesoramiento psicoterapéutico o psicológico, y las consultas ambulatorias son escasas.

Autoevaluación: ¿Estoy deprimido?

Hasta 20% de la población alemana padece depresión al menos una vez en su vida. Muchas más personas experimentan crisis o momentos difíciles en su vida, en los que se topan con algunos de los síntomas —pero no con todos— de la depresión. No todas las tristezas, como la muerte de un familiar, son una enfermedad. Aun así, es importante tomar en serio esta vulnerabilidad de la psique y del organismo propios, y adoptar medidas de manera sistemática para una mejor salud mental. La siguiente prueba, una versión alemana del «Brief Patient Health Questionnaire» estadounidense, podría darte una primera pista.

¿Con qué frecuencia te has sentido afectado por las siguientes molestias durante las últimas dos semanas?

¿Has perdido interés o alegría en las actividades que te gustaba realizar?

☐ No, en absoluto	☐ Algunos días	☐ En más de la mitad de los días	☐ Casi todos los días

¿Te sientes decaído, melancólico o sin esperanzas?

☐ No, en absoluto	☐ Algunos días	☐ En más de la mitad de los días	☐ Casi todos los días

¿Tienes dificultades para conciliar el sueño o permanecer dormido durante la noche, o has notado que necesitas dormir más?

- ☐ No, en absoluto
- ☐ Algunos días
- ☐ En más de la mitad de los días
- ☐ Casi todos los días

¿Con frecuencia te sientes cansado o con la sensación de no tener energía?

- ☐ No, en absoluto
- ☐ Algunos días
- ☐ En más de la mitad de los días
- ☐ Casi todos los días

¿Tienes poco apetito o una necesidad excesiva de comer?

- ☐ No, en absoluto
- ☐ Algunos días
- ☐ En más de la mitad de los días
- ☐ Casi todos los días

¿Tienes una mala opinión de ti mismo, o la sensación de ser un fracaso o de haber defraudado a la familia?

- ☐ No, en absoluto
- ☐ Algunos días
- ☐ En más de la mitad de los días
- ☐ Casi todos los días

¿Te resulta difícil concentrarte en algo (por ejemplo, leer el periódico o ver la televisión)?

- ☐ No, en absoluto
- ☐ Algunos días
- ☐ En más de la mitad de los días
- ☐ Casi todos los días

¿Te mueves o hablas tan despacio que llamas la atención de los demás? O al contrario: ¿estás más inquieto y tienes más necesidad de moverte que lo habitual?

- ☐ No, en absoluto
- ☐ Algunos días
- ☐ En más de la mitad de los días
- ☐ Casi todos los días

¿Tienes pensamientos de que preferirías estar muerto, o de que deseas hacerte daño?

- ☐ No, en absoluto
- ☐ Algunos días
- ☐ En más de la mitad de los días
- ☐ Casi todos los días

Calcular puntuación:

1	2	3	4
No, en absoluto	Algunos días	En más de la mitad de los días	Casi todos los días

Mi puntuación total: ☐

Evaluación

Menos de 5 puntos: **saludable**
Menos de 10 puntos: **discreto**
10-14 puntos: **depresión leve**
15-19 puntos: **depresión moderada**
20-27 puntos: **depresión grave**

Esta prueba puede darte una primera indicación sobre tu salud mental. Si sospechas que puedes tener una depresión, consulta a un psicoterapeuta o a un psiquiatra.

Síntomas inexplicables

Además de los diagnósticos manifiestos de depresión, sin embargo, hay una enorme zona gris donde se encuentran muchas más personas que sufren por sus sentimientos y, por lo tanto, o desarrollan síntomas físicos, o presentan reacciones psíquicas ante ellos. En realidad, como hemos visto, es difícil separar ambos.

Sobre todo en nuestros pacientes, que acuden a nosotros con enfermedades crónicas graves como dolor, enfermedades cardiovasculares, inflamaciones intestinales o reumatismo y enfermedades autoinmunitarias, pronto se hace evidente que la mayoría de ellos además padece depresión. Muchas de sus molestias tienen una razón clínica (por ejemplo, niveles elevados de inflamación u otros marcadores), pero también hay otros pacientes con mucho sufrimiento y molestias físicas que no se pueden explicar desde el campo de la medicina («síntomas médicos inexplicables»). Entonces, puede ser una de las enfermedades raras en particular y, por lo tanto, difíciles de diagnosticar (se estima que hay alrededor de

4 000). Pero cuanto más se produzcan estos síntomas inexplicables, más probable es que se trate de un denominado «trastorno de somatización». Es entonces cuando empezamos a percibir nuestro cuerpo (soma) de manera diferente, y se vuelve más sensible a las muchas señales que de alguna manera interpretamos como un «defecto». Nuestro cerebro, según la investigación psicosomática, se vuelve hipersensible y tiende a distorsionar la percepción de lo que está sucediendo con nuestro cuerpo. Sufrimos aún más, psicológica y corporalmente.

El cuerpo pide ayuda a gritos

En muchas ocasiones, a pesar de los análisis exhaustivos y precisos, no se encuentran causas físicas para estas molestias. Los resultados individuales pueden explicar algunos de los síntomas, pero también hay muchas contradicciones. Algunas molestias se producen en una sola región del cuerpo, y otras en diferentes regiones al mismo tiempo. Con frecuencia van acompañadas de fatiga o mareos, molestias gastrointestinales, sudoración, inquietud o taquicardia. Pero, incluso si no hay cambios en la biometría hemática ni anomalías en la radiografía, no hay duda de que el sufrimiento es real y no imaginario.

Estos trastornos somatomorfos suelen basarse en una experiencia hipersensible al dolor y al estrés. El estrés mental no se percibe como tal, por lo tanto, no se puede verbalizar. Y debido a que las sensaciones físicas y los sentimientos en el cerebro comparten una «conexión» muy estrecha entre sí, la angustia emocional se expresa entonces en el lenguaje físico. Este fenómeno no es poco frecuente, ¡casi una de cada dos visitas al médico de cabecera se debe a esta situación!, según un estudio aparecido en la revista *Ärzteblatt*.[1]

Algunos de nuestros pacientes sufren trastornos de ansiedad y presentan una sensibilidad extrema al estrés. Esto es sobre todo cierto para aquellos con el síndrome del intestino irritable. Pero en 70 a 90% de los casos, las recaídas de una enfermedad sin duda física, como una infla-

1 Publicación alemana especializada en medicina. [N. de la T.]

mación intestinal crónica, también desencadenan situaciones de estrés en la persona afectada. En particular, les ayuda el entrenamiento basado en el *mindfulness*, que les permite distanciarse de sus propios ciclos de percepción y conducta (véanse págs. 214 y ss.).

La regla general para los trastornos de somatización es que cuantos más síntomas se producen, menos sabe la persona afectada cómo manejar sus sentimientos. Se sienten indefensos e incomprendidos, así como a merced de sus médicos, pues de ellos solo escuchan una y otra vez que en realidad están sanos. No presentan los clásicos síntomas depresivos, pero sí una disminución del impulso, que fomenta el aislamiento y el evitar ciertas situaciones. Como resultado, el sistema inmunitario se frena, lo que conduce a más cambios negativos en el cuerpo.

Estas personas suelen tener una amplia gama de problemas y desafíos en su vida cotidiana, pero toma un tiempo para que el tema salga a relucir porque los mismos pacientes no le encuentran ninguna relación con sus síntomas físicos. Más bien, es a la inversa, culpan de todo al dolor de espalda, a la migraña o a los problemas intestinales, incluso de lo que aún no está resuelto en sus vidas (problemas de pareja, conflictos con los padres o hijos, acoso laboral). Sin embargo, estos factores externos a menudo juegan un papel decisivo, no solo en el desencadenamiento y mantenimiento de dolencias inexplicables en el cuerpo, como supone la medicina psicosomática, sino también en la manifestación de enfermedades. Y es bastante difícil admitir estos conflictos emocionales ante uno mismo y los demás y, más aún, hablar de ellos.

Medicina natural: un nuevo enfoque en psicosomática y psiquiatría

Junto con mi colega de Essen, el profesor Dr. Martin Schäfer, director de la Clínica de Psiquiatría, Psicoterapia y Psicosomática, procuramos un nuevo enfoque en la psicosomática. En la Werdener Haus de las Clínicas Evangélicas de Essen-Mitte, se está creando una psicosomática integradora con psicocardiología y un centro interdisciplinario para el estudio del estrés. El grupo meta son pacientes que presentan un alto nivel de estrés psíquico vinculado a una enfermedad crónica grave (con trastornos de ansiedad o pánico, estados depresivos, trastornos del sueño u otros síntomas de estrés), así como personas con afecciones o síntomas cardiacos asociados al estrés, y pacientes con dolencias físicas poco claras que se relacionan con el estrés psíquico. Reciben tratamiento por parte de expertos en psicosomática en conjunto con terapeutas de la medicina mente-cuerpo y de la medicina natural. Las compañías de seguros de salud en Alemania cubren los costos.

Según Martin Schäfer, en las enfermedades mentales deben tenerse en cuenta los síntomas físicos y los padecimientos comunes. Un buen psiquiatra —y esto a menudo es malinterpretado por el público— no solo trata el cerebro y receta medicamentos. De hecho, la psiquiatría es muy consciente de la relación con el cuerpo y trata muchos cuadros clínicos sin medicamentos; por ejemplo, se sirve de la terapia conductual o de la educación y formación intensivas (psicoeducación). La separación de la psicosomática como especialidad independiente, critica Schäfer, solo existe en Alemania. En este país, las opciones de tratamiento son insuficientes para los pacientes con enfermedades físicas crónicas y los problemas psicológicos resultantes de estas.

En este contexto, es interesante preguntarse si existe un factor común entre las más diversas enfermedades mentales. De este modo, el psiquiatra danés Oleguer Plana-Ripoll examinó los datos médicos de 5.9 millones de sus compatriotas, y descubrió que una enfermedad mental hace que uno sea más susceptible a otras enfermedades mentales, por muy diferentes que sean. Para encontrar este factor común se tendría que poder demostrar que la homeostasis del organismo está alterada de forma similar. Un factor como la combinación entre la predisposición, la homeostasis y el entorno explicaría entonces que, más bien, los factores inespecíficos de la psicoterapia son los que funcionan, y no los contenidos específicos de la terapia. Michael Marshall escribió en la revista *Nature:* «De hecho, hay indicios de que los tratamientos generalizados funcionan tan bien como las terapias dirigidas. En un estudio de 2017, a los pacientes con trastorno de ansiedad o con trastorno obsesivo-compulsivo se les asignó de manera aleatoria, o una terapia para su trastorno específico, o un enfoque terapéutico generalizado. Ambas terapias funcionaron igual de bien».

A partir de estos resultados, se puede deducir que los métodos de la medicina mente-cuerpo, como el *mindfulness*, que ejercen una influencia positiva en la regulación de las emociones (por ejemplo, el yoga y la meditación), pero también el ejercicio y los factores dietéticos que influyen en el microbioma, podrían controlar e influir de forma positiva en este factor común. Se trataría de un nuevo enfoque terapéutico no estigmatizante en el tratamiento de las enfermedades mentales.

> En definitiva, es cierto —confirma Martin Schäfer— hay suficientes indicios de que las diferentes terapias y enfoques ayudan, en especial los basados en el *mindfulness*, ya que combinan la relajación y la aceptación. Esto es de particular importancia para los síntomas somáticos y psicosomáticos crónicos. La fortaleza de estos métodos radica en aprender a vivir con los síntomas y a no luchar contra ellos. Ambos, la medicina mente-cuerpo y la psicosomática, enseñan la cercanía del cuerpo con el alma o psique, cercanía que el cerebro controla. Así, mientras que la psicoterapia intenta llegar desde el cerebro, el método de la medicina mente-cuerpo intenta apaciguar el cerebro por medio de una optimización del estilo de vida, la alimentación y la reducción del estrés, así como a través de la aceptación.

Además de los enfoques terapéuticos de la medicina natural establecidos en psiquiatría y psicosomática, como el uso de la hierba de san Juan y la fototerapia (también se recomiendan en las pautas médicas para el tratamiento de la depresión unipolar), hay otros métodos que se pueden utilizar para tratar la depresión con un efecto psicológico positivo y evidencia científica. Estos incluyen acupuntura, yoga, terapia cognitiva basada en el *mindfulness*, reducción del estrés basada en el *mindfulness*, masajes, musicoterapia, danza terapéutica y baños de bosque, que están particularmente arraigados en Japón. Así que puedes influir de muchas maneras diferentes.

Terapias complementarias e integrativas para la depresión con estudios científicos probados positivamente

Procesos terapéuticos de medicina natural	Sustancia activa	Evidencia (selección)
Fitoterapia	Curcumina *(Curcuma longa)*	Ng *et al.*, 2017
	Lavanda *(Lavandula angustifolia)*	Kasper *et al.*, 2015
	Hierba de san Juan *(Hypericum perforatum)*	DGPPN, 2017
	Azafrán *(Crocus sativus)*	Hausenblas *et al.*, 2013
Complemento alimenticio	Inositol y zinc	
	Magnesio, ácidos grasos omega-3	Amr *et al.*, 2013
	Probióticos, vitaminas C, B6, B9, B12	Du *et al.*, 2016
	Triptófano, S-adenosilmetionina	Sahraian *et al.*, 2015
Dieta mediterránea, ayuno terapéutico		Fond *et al.*, 2013 Francis *et al.*, 2019 Jacka *et al.*, 2017 Lassale *et al.*, 2019
Microbiota		Dinan *et al.*, 2013 Dinan, Cryan, 2013 Dinan, Cryan, 2017 Fond *et al.*, 2020; 12(4) Kelly *et al.*, 2016 Kelly *et al.*, 2019 Lach *et al.*, 2018 Winter *et al.*, 2018
Aromaterapia (masaje)		Sanchez-Vidana *et al.*, 2017

Procesos terapéuticos de medicina natural	Sustancia activa	Evidencia (selección)
Yoga		Cramer *et al.*, 2013
Taichí y *qigong*		Liu *et al.*, 2015
Movimiento		Babyak *et al.*, 2000 Kvam *et al.*, 2016 Schuch *et al.*, 2016
Musicoterapia y danza terapéutica		Aalbers *et al.*, 2017 Meekums *et al.*, 2015
Acupuntura		Chan *et al.*, 2015 Smith *et al.*, 2018
Fototerapia		Tuunainen *et al.*, 2018
Reducción del estrés a través del *mindfulness*		Bo *et al.*, 2017
Terapia cognitiva a través del *mindfulness*		Kuyken *et al.*, 2016 Strauss *et al.*, 2014
Humor		Tagalidou *et al.*, 2019 Wellenzohn *et al.*, 2016
Autocompasión		Bluth, Eisenlohr-Moul, 2017 Bluth *et al.*, 2016 MacBeth, Gumley, 2012 Pullmer *et al.*, 2019
Masaje		Haller *et al.*, 2019 Hou *et al.*, 2018
Baños de bosque		Hansen *et al.*, 2017 Kim *et al.*, 2009
Termoterapia		Hanusch, Janssen, 2019 Janssen *et al.*, 2016

Panorama del estado de la investigación de Ana Katharina Koch, Heidemarie Haller, Dennis Anheyer, Holger Cramer, Gustav Dobos.

La medicina natural moderna no ofrece solo una «caja de herramientas» para aliviar las enfermedades crónicas, sino que, por ser holística y estar orientada a los procesos, también toca a los pacientes a niveles más profundos que la sintomatología descrita en el manual de enfermedades. No solo les da la posibilidad de ayudarse a sí mismos en casos agudos, sino que también los orienta hacia el autocuidado como estilo de vida a largo plazo. Una parte fundamental en este enfoque es la regulación de los sentimientos.

9. Regular los sentimientos – estimular la curación

Los sentimientos son una parte importante de nuestra identidad individual y nos puede resultar difícil aceptar que debemos reprimirlos o manipularlos. Las emociones nos hacen sentir que estamos vivos, y eso es lo que queremos (estar llenos de vida), ¿cierto? Sin embargo, no podemos manejar de forma adecuada muchos de nuestros sentimientos; por ejemplo, no debemos gritarle a nuestra compañera de trabajo porque siempre interrumpe a los demás en las reuniones, ni debemos patear la puerta del coche que casi nos atropella en el cruce peatonal. Pero ¿cómo podemos reaccionar si no queremos seguir nuestros impulsos sin reservas ni guardarlos en algún lugar hasta que desencadenen bloqueos físicos y nos vuelvan rígidos y acartonados?

El fisiólogo estadounidense James Paget Henry (1914-1996) investigó la conexión entre la enfermedad y los sentimientos y distinguió tres dimensiones diferentes:

- El miedo provoca una mayor liberación de adrenalina (preparación para la huida) y un ligero aumento de la presión arterial y la frecuencia cardiaca.
- La ira estimula la liberación de norepinefrina y testosterona, lo que aumenta de forma significativa la presión arterial y la frecuencia cardiaca.
- La depresión provoca una mayor liberación de cortisol y testosterona, la frecuencia cardiaca disminuye.

Las experiencias durante la vida de cada persona influyen en la reacción ante estos sentimientos.

En su modelo de estrés, James Paget Henry estableció la relajación, el apego y el afecto como antídotos contra la depresión, el desamparo y la pérdida. Henry asumió que el fortalecimiento de estos valores positivos podría aliviar los síntomas y mejorar los estados de la enfermedad. Al menos para la relajación, esta afirmación se confirma hoy en día por medio de la inmunología y la investigación del cerebro. Pero también hay muchos indicios de que un estado de ánimo positivo estimula la capacidad de autocuración. En la práctica de la medicina mente-cuerpo, la cual es un pilar terapéutico importante en nuestra clínica, es fundamental, por lo tanto, que los pacientes experimenten que pueden influir en su propia evolución, modificando situaciones que no tienen relación directa con su enfermedad. Los sentimientos juegan un papel central.

En este capítulo me gustaría mostrarte las diferentes posibilidades que existen para liberar los bloqueos emocionales y así facilitar la curación, o al menos un alivio, con métodos de la medicina natural. En la siguiente tabla puedes seleccionar tus síntomas o enfermedades subyacentes. Luego, en las páginas que siguen, conocerás cómo fortalecer tu nivel emocional para no sentirte tan fácilmente derrotado y confundido por tus emociones. Esto fortalecerá tu cuerpo y tu psique.

Terapias científicamente probadas que, desde la perspectiva de la medicina natural, apoyan la terapia convencional para enfermedades crónicas

Enfermedad / síntoma	Terapia a través de procesos naturales	Evidencia (selección)
Asma	Técnicas de relajación	Huntley *et al.*, 2002 Santino *et al.*, 2020
	Movimiento	Carson *et al.*, 2013 Ram *et al.*, 2005
	Acupuntura	Jose *et al.*, 2007 McCarney *et al.*, 2004

Enfermedad / síntoma	Terapia a través de procesos naturales	Evidencia (selección)
	Yoga	Cramer *et al.*, 2014 Yang *et al.*, 2016
Presión arterial alta	Alimentación (bajo consumo de carne, bajo consumo de sal, ácidos grasos omega-3)	Alexander *et al.*, 2017 Brook *et al.*, 2013 Strohm *et al.*, 2016
	Ayuno terapéutico	Kord-Varkaneh *et al.*, 2020
	Meditación	Bai *et al.*, 2015 Shi *et al.*, 2017 Park, Han, 2017
	Taichí	Pan *et al.*, 2016
	Relajación (reducción del estrés)	Pascoe *et al.*, 2017 Rainforth *et al.*, 2007
	Acupuntura	Flachskampf *et al.*, 2007
Intestino (inflamación crónica)	Yoga	Cramer *et al.*, 2017
Depresiones	Acupuntura (de ligera a intermedia)	Chan *et al.*, 2015 Smith *et al.*, 2018
	MBSR (reducción del estrés basada en el *mindfulness*)	Kuyken *et al.*, 2016 Saeed *et al.*, 2019 Teasdale *et al.*, 2000
	Taichí	Wang *et al.*, 2014
	Qigong	Wang *et al.*, 2013
	Yoga	Bridges *et al.*, 2017 Cramer *et al.*, 2013
	Baños de bosque	Chun *et al.*, 2017
	MBCT (terapia cognitiva basada en el *mindfulness*)	Piet, Hougaard, 2011

Enfermedad / síntoma	Terapia a través de procesos naturales	Evidencia (selección)
	Movimiento	Hoffman *et al.*, 2010 Kvam *et al.*, 2016
Fibromialgia	Movimiento Yoga	Busch *et al.*, 2013 Geneen *et al.*, 2017 Langhorst *et al.*, 2013 Sosa-Reina *et al.*, 2017
Dolor en las articulaciones (reuma, artrosis)	Acupuntura (cadera, metatarso, rodilla)	Lauche *et al.*, 2013
	Yoga	Cramer *et al.*, 2013
Enfermedades del corazón (en combinación con terapia cardiológica)	Alimentación (bajo consumo de carne, bajo consumo de sal)	Benatar *et al.*, 2018 De Lorgeril *et al.*, 1994 Martínez-González, 2019 Ornish *et al.*, 1990
	Yoga	Lakkireddy *et al.*, 2013
	MBSR (reducción del estrés basada en el *mindfulness*)	Parswani *et al.*, 2013
Dolor de cabeza	Acupuntura	
	Relajación	Andrasik *et al.*, 2016 Kropp P., 2017
Migraña	Acupuntura	Linde *et al.*, 2017
	Relajación	Kropp *et al.*, 2017 Meyer *et al.*, 2016
Intestino irritable y problemas estomacales	Acupuntura	Yan *et al.*, 2019
Dolor de espalda	Acupuntura	MacPherson, 2017
Derrame o infarto cerebral	Auriculopuntura	Lee, Lim, 2016 Yang *et al.*, 2016

Acupuntura: pinchazos contra los malos espíritus

Desde sus orígenes, la acupuntura es chamánica (como todas las tradiciones curativas). Los espíritus malignos eran considerados los creadores del dolor y las hinchazones, y no se les podía controlar con métodos pacíficos como oraciones u otros actos rituales, así que se intentaba exorcizarlos con calor o lancetas de piedras puntiagudas. La teoría de los puntos de acupuntura y la noción de los meridianos vinieron después. Sin embargo, las primeras prácticas se consideran en la literatura científica como precursoras de la moxibustión, los paquetes de hierbas humeantes utilizados en la medicina china y en la acupuntura. Hasta el día de hoy continúan los debates sobre cómo funciona la acupuntura: si se necesitan puntos específicos para que funcione, si basta con la punción o si es el entorno completo, con su ambiente inusual y la gran expectativa positiva de los pacientes, lo que produce un efecto placebo. No obstante, en la propia China, la acupuntura no está rodeada del ambiente de «varita de incienso» que muchas personas imaginan aquí. La acupuntura se realiza allí en la línea de montaje, por así decirlo, por médicos que apenas se interesan por los pacientes, pero que clavan sus agujas y luego pasan al siguiente. Aun así, durante mi propia formación en acupuntura en Pekín, que puedes leer al respecto en mi libro *Endlich schmerzfrei und gut leben* (Por fin vivir bien y sin dolor) (Scorpio, 2015), vi efectos asombrosos. Esta experiencia jugó un papel decisivo en mí, despertó mi interés por los conceptos médicos holísticos que al final me llevó a convertirme en médico internista con orientación en medicina natural o naturopatía.

En el año 2000, el Comité Federal de Médicos y Aseguradoras Médicas (en Alemania, desde 2004 el Comité Federal Conjunto, G-BA) recomendó que se investigara la efectividad de la acupuntura como modelo en las indicaciones para el dolor de cabeza crónico, la lumbalgia y la osteoartrosis. El resultado de los ensayos y estudios GERAC (German Acupuncture Trials), ART (German Acupuncture Randomized Trials), ARC (Acupuncture in Routine Care Studies) y ASH (Acupuncture Safety and Health Economics Studies) concluyó que la acupuntura funcionó, como lo demostraron al final los estudios, pero no quedó claro si lo hizo a través de mecanismos específicos o no específicos. Los puntos de acupuntura, de acuerdo con los resultados en ese momento, no parecían ser centrales para el efecto, ya que la acupuntura también funcionó en lugares «incorrectos» para algunas indicaciones. Entonces, tendría que haber otras explicaciones.

Mientras tanto, han pasado muchos años y se han realizado un gran número de otros estudios cualitativos de alta calidad en todo el mundo. Según los resultados del último metaanálisis de 2018, se ha demostrado que la acupuntura funciona para el dolor de espalda crónico, el dolor de cabeza y el dolor en las articulaciones. Cabe destacar que el efecto de la acupuntura aplicada con regularidad (en serie) a pacientes con dolor crónico persistió durante, al menos, doce meses después de concluido el tratamiento. Los efectos del tratamiento no pueden explicarse nada más por un efecto placebo.

Es posible que la punción provoque la liberación de endorfinas y otros neurotransmisores en el sistema nervioso central. Otras teorías suponen que las vías nerviosas inhibidoras del dolor, el llamado control inhibitorio nocivo difuso (DNIC, por sus siglas en inglés) se activan por el (pequeño) dolor de la punción y, de este modo, regulan y «ajustan» el sistema nervioso autónomo. La resonancia magnética funcional del cerebro muestra que la acupuntura amortigua, por ejemplo, aquellas regiones responsables de la percepción del dolor (la amígdala, el hipocampo).

La acupuntura, como lo demuestran los estudios o la experiencia clínica, ayuda en casos de:

- Dolor de la columna lumbar y de la articulación de la rodilla (esto es reconocido por las compañías de seguros de salud en Alemania)
- Migraña (comparable con el efecto de la medicación para tratarla)
- Dolor por movimiento
- Entesopatía (dolor y cambios en la transición entre tendones y huesos)

- Coxartrosis (artrosis de cadera)
- Metatarsalgias (dolor en los huesos metatarsianos)
- Síndrome del intestino irritable y problemas estomacales
- Vejiga irritable y problemas biliares
- Cefalea tensional
- Depresión

En especial, es exitoso el postratamiento de auriculopuntura (acupuntura focalizada en el oído) en caso de:

- Derrame cerebral

La imagen del ser humano en la medicina china es más compleja que la visión occidental moderna, pues lo entiende como la suma de influencias opuestas, siempre sujeto a fases de cambio, y no distingue entre la psique y el soma. Los sentimientos reprimidos u otras tensiones pueden conducir a bloqueos de la energía vital *qi* (chi). No hay que pensarlo en términos mecánicos o físicos. Se puede cuestionar si en verdad hay una energía que fluye a través de ciertas vías. Es probable que el concepto de *qi* sea más bien una metáfora de todo lo que afecta al cuerpo: la reducción de la complejidad. Pero está claro que la acupuntura contrarresta el estrés. Algunas personas sienten un completo bienestar; apenas unos minutos después de la punción notan cómo su sistema nervioso «se apaga» y de repente se calman y se relajan. Cuando una perspectiva negativa de la vida y la sensación de estar abrumado alteran la química de nuestro cerebro y debilitan el sistema inmunitario, la acupuntura puede activar el sistema nervioso parasimpático calmante y contribuir a la liberación de serotonina y dopamina —dos neurotransmisores que aumentan la sensación de bienestar en el cuerpo—. El investigador chino de acupuntura Qian-Qian Li, de la Universidad Médica Capital en Pekín, compara el concepto chino del yin y el yang con el equilibrio de los sistemas nerviosos parasimpático y simpático. La acupuntura influye en muchas estructuras nerviosas, por ejemplo, en la actividad cardiovascular, la ansiedad y el nerviosismo, así como en el equilibrio hormonal.

Sin embargo, no siempre tiene que ser la antigua tradición curativa, también hemos tenido una buena experiencia en nuestra clínica con la auriculopuntura, que fue desarrollada en su forma actual por el médico francés Paul Nogier (1908-1996). Esta se basa en el supuesto de que todo el organismo se refleja en las estructuras del oído. Aquí hay un estudio de caso interesante:

Estudio de caso: el punto del corazón como giro terapéutico

Susanne G., de 62 años y editora de una revista comercial, acudió a nuestra clínica con un completo agotamiento emocional, con dolores crónicos en las extremidades, migrañas crónicas e insomnio. Se había acumulado una serie de problemas en su vida que no eran fáciles de resolver. El acoso en el trabajo, los problemas financieros y la adicción al alcohol de su marido destrozaron su vida a tal grado que al final intentó suicidarse. Después de un tratamiento psiquiátrico exitoso (no podíamos, y no queríamos, tratar el riesgo de suicidio nosotros mismos), Susanne acudió a nosotros para aliviar los síntomas físicos. La auriculopuntura le dio un giro a su terapia. «El médico pinchó unos puntos en la oreja», comentó ella, «eso era bastante normal al principio, picó un poco, pero luego dijo: "Ahora viene el último punto del corazón". Y de pronto pensé que me estaba disolviendo por completo, me estaba derritiendo, ¡tenía tanto dolor!». El último pinchazo había golpeado «el corazón», y la paciente tuvo frente a sí misma las imágenes de su vida como en una película, corriendo hacia atrás, hasta que se detuvieron de forma abrupta en su infancia. Comenzó a sollozar con vehemencia y no pudo parar durante más de una hora, hasta que pudo calmarse lo suficiente como para quedarse dormida y no se despertó durante 16 horas. Al día siguiente estaba relajada y optimista. Al ser dada de alta, esta paciente dijo que el «flashback» había sido el punto de inflexión en su terapia.

Muchos estudios más pequeños realizados en China muestran un efecto positivo de la acupuntura sobre la ansiedad y el nerviosismo, pero a menudo se cuestionan debido a las deficiencias metodológicas y al escaso número de casos. Una revisión sistemática realizada en 2018 confirma tanto la evidencia positiva como también una inadecuada base científica. En Essen trabajamos junto con los médicos oncólogos en un modelo terapéutico de «oncología integrativa», en el que se emplean métodos de la medicina natural para aliviar los efectos secundarios del tratamiento del cáncer. Hemos conseguido excelentes experiencias con la acupuntura contra la ansiedad, la inquietud y el estado de ánimo depresivo. Además de aliviar la depresión, la acupuntura potencia el efecto de los medicamentos contra la ansiedad y de los antidepresivos, mientras que al mismo tiempo reduce sus efectos secundarios.

Masaje: fascias pegadas, sentimientos encarnados

Los buenos masajistas conocen el efecto. Quienes están muy tensos comienzan a llorar de forma repentina cuando se les estimulan regiones profundas del tejido conjuntivo (véase pág. 14.). A veces basta con poner una mano en la piel para que los sentimientos salgan a la superficie.

Ya hemos visto que el tacto se percibe como beneficioso (véanse págs. 42 y ss.). y, con el ejemplo de las restricciones de contacto por la pandemia, hemos apreciado la pérdida que significa el que debamos evitar todo contacto. En Estados Unidos, el masaje se ofrece con frecuencia en los hospitales como parte de la terapia. En Alemania, por el contrario, los médicos a menudo suelen verlo solo como una manera de proporcionar bienestar y no se toma en serio. Sin embargo, esta manipulación manual del tejido conjuntivo es una de las formas de terapia más antiguas en el mundo.

El masaje reduce de modo considerable la ansiedad, la tensión y las preocupaciones en los adultos, pero también en los niños. Practicado con regularidad, incluso reduce la susceptibilidad a la ansiedad, por lo que estabiliza el estado emocional. En combinación con otras terapias, ejerce un efecto positivo sobre la depresión.

Un efecto muy simple del masaje es sin duda, en primer lugar, que las personas pueden volver a sentir su cuerpo a través del tacto de otra persona y así dar una especie de forma a sus sentimientos. Además, se liberan muchos neurotransmisores como la dopamina, la serotonina, las endorfinas y la hormona del vínculo afectivo, la oxitocina; sustancias todas que aumentan el bienestar. Un psicólogo e investigador de masajes estadounidense propuso en 2008 desarrollar una «terapia de masaje emocional», pero ya no se ha seguido esta línea. Otra explicación de la eficacia del masaje es que cambia la actividad del sistema nervioso autónomo, de los estímulos simpáticos (activadores) a los estímulos parasimpáticos (relajantes). Los masajes reducen la actividad hipotalámica-hipofisiaria-suprarrenal, reduciendo así la excitabilidad del cuerpo y lo relajan; influyen en la función inmunitaria y mejoran el tono parasimpático relajante.

Los masajes son eficaces para

- Miedo e inquietud
- Depresión (en combinación con otras terapias)
- Asma (en combinación con la terapia del médico familiar o del neumólogo)
- Trastornos del sueño
- Músculos tensos por la artrosis
- Estreñimiento (masaje de colon)

La eficacia de los masajes para levantar el ánimo parece deberse menos al tejido conjuntivo y a una estimulación de la liberación de oxitocina (véanse págs. 68 y ss.). y más a un resultado de la vigorosa manipulación de las fascias —los tejidos que rodean a los músculos y forman una intrincada red en todo el cuerpo.

En cuanto al importante papel de la fascia, la medicina ha tenido un punto ciego durante mucho tiempo. Solo hasta que el francés Jean Claude Guimberteau, cirujano de la mano, expuso y fotografió las estructuras viscosas durante sus operaciones, la ciencia se volvió receptiva y reconoció lo que los terapeutas manuales sabían desde hace mucho tiempo. La mayoría de los receptores del dolor se encuentran en las fascias. El dolor muscular, por ejemplo, se relaciona menos con los músculos que con la fascia que los recubre, que puede pegarse y entonces constreñir todas las estructuras.

El 80% de los nervios en la fascia se encuentran con sus extremos libres en la red de fibra, y la gran mayoría de ellos se utiliza para la percepción corporal propia, la interocepción (véase pag. 25). Luego hay una proporción mucho menor de células nerviosas que están rodeadas por una membrana proteica (mielinizada) y que son responsables de la percepción del movimiento y la posición de nuestro cuerpo, la propiocepción. La capacidad de interocepción, que se ha investigado con más detalle desde hace solo unos años, se encuentra en el hemisferio emocional del cerebro. Las fascias, dicen muchos terapeutas corporales, son una especie de puerta hacia nuestros sentimientos. Esta podría ser la clave de ciertas terapias Gestalt, por ejemplo, el efecto de los gestos y posturas corporales sobre nuestro sentir emocional.

Estudio de caso: señales y sentimiento

Una de mis pacientes, a finales de sus treinta, sufría —además de migraña, razón por la cual estaba con nosotros— de una ansiedad severa que la había acompañado toda su vida, pero que se volvió bastante grave después del suicidio de su pareja. Le dieron incapacidad médica, solo podía salir de casa acompañada y comenzó una psicoterapia centrada en el cuerpo denominada bioenergética. En ella se combinan la conversación y el trabajo corporal y de respiración con el objetivo de hacer fluir sentimientos ocultos. Uno de los síntomas de la paciente era el miedo obsesivo a desmayarse sin motivo físico aparente, situación que ya le había ocurrido varias veces. En una larga conversación, entre otros temas, se abordaron los castigos corporales que la joven sufrió en la infancia. Entonces la terapeuta le pidió que se pusiera de pie con las piernas separadas, en posición de defensa (como en una situación real de violencia física), con brazos y manos protegiendo su cabeza.

Al mismo tiempo, debía respirar profundo y lo más relajado posible. La paciente lo hizo, pero encontró el ejercicio bastante ridículo y se preguntaba qué sentido tenía, pues esta posición de defensa no suscitaba ningún sentimiento en ella. Pero después de dos o tres minutos, cuando sus brazos ya le parecían pesados, de pronto la estremeció una rabia inaudita, en fracciones de segundo, y tuvo que sentarse en el suelo porque comenzó a ver negro y casi se desmaya de nuevo.

Así pues, una experiencia de esta terapia fue que en algún lugar había una enorme ira escondida y los desmayos no salían de la nada. Más bien, parecían tener la función de frenar la furia. Abordar con la paciente esta ira enmascarada fue también un desafío para nuestros terapeutas que trabajan bajo el concepto de la terapia reguladora o del orden. Al final le ayudó mucho aprender a meditar, la sensación de ejercer un control sobre sus propios sentimientos y no quedar indefensa ante ellos.

La conexión entre la autoconsciencia, el movimiento de nuestro cuerpo y nuestras emociones, a través de la fascia, es un asunto muy interesante, aunque todavía hay pocas afirmaciones confiables que se puedan hacer al respecto. ¿Son las fascias una especie de memoria corporal individual, o están «enchufadas» al cerebro de tal manera que ciertos gestos conducen a ciertos sentimientos? Así, los movimientos de alegría, como el baile, también conducen a la liberación de los correspondientes neurotransmisores. Lo mismo aplica para las muestras de ira, como en el boxeo, o para el miedo, que nos lleva a replegarnos y hacernos un ovillo. La propiocepción y la interocepción actúan de forma conjunta, tanto en la percepción sensorial como en nuestros sentimientos. Esto nos remite a las tesis de António Damásio, de las que hemos hablado en el capítulo 1 de este libro. Las investigaciones sobre el cerebro muestran que las regiones cerebrales para el procesamiento de la percepción sensorial y los sentimientos se traslapan.

Amy Cuddy, psicóloga social y docente de la Escuela de Negocios en Harvard, tenía la tesis de que la postura corporal, por ejemplo, en una entrevista de trabajo, confiere poder. A los participantes de una prueba se les pidió que tomaran una postura dominante solo durante dos minutos. Se observó que los niveles de testosterona habían aumentado y la hormona del estrés, el cortisol, había disminuido. Cuddy concluyó que «un cambio de rol cambia al cerebro». Lo que en definitiva llamó la atención fue su presentación en las Charlas TED, que se convirtió en la segunda participación más vista en la historia de esta serie de conferencias. Sin embargo, los resultados de su estudio no se han podido repetir, por lo que no están comprobados.

En Estados Unidos, en particular, hay varios enfoques de investigación que buscan más conexiones entre la psique y el cuerpo. Algunos ejemplos son la función de las células gliales, la estructura de soporte del tejido nervioso, el papel de la sustancia fundamental en el tejido conjuntivo y el colágeno, y el modelo de tensegridad. Este último supone que nuestro esqueleto no descansa sobre nuestros pies, sino que está suspendido en una red de fibras tensadas y así se mantiene en su sitio. Gran parte de estos enfoques sigue siendo todavía especulativa, pero la historia del éxito tardío de la fascia demuestra que las sorpresas son posibles. ¿De qué otra manera podrían explicarse algunos fenómenos como el del terapeuta corporal estadounidense David Lesondak? Durante una sesión de terapia corporal, Lesondak recibió un ligero toque en la clavícula derecha, lo cual trajo de pronto a su mente un suceso de su infancia. A la edad de cuatro años, mientras jugaba, quedó atrapado con una cuerda que se le enredó alrededor del cuello y casi lo asfixió.

Yo mismo tuve una vez una experiencia tipo *flashback*. Durante un masaje, la terapeuta cambiaba la posición de mi brazo izquierdo y me acordé espontáneamente de una experiencia de hacía 20 años. En ese entonces me disloqué el brazo al intentar hacer un giro *eskimo* con el kayak. Colgando de cabeza en el agua, solo pude liberarme de la falda del kayak después de recolocar mi hombro en su sitio. El recuerdo del trauma se había activado al tocar el hombro.

Terapia neural: regresión misteriosa

La terapia neural es una forma especial de la anestesia local terapéutica, bien estudiada por la ciencia. En regiones específicas del cuerpo (segmentos) o en los llamados campos de interferencia (detonantes neuromoduladores) se inyecta un anestésico local (procaína). Los campos de interferencia más comunes, encontrados durante una entrevista clínica especial, son las cicatrices después de lesiones u operaciones (como la eliminación de las amígdalas) o de focos inflamatorios crónicos en la zona de la cavidad bucal (como las endodoncias o la extracción de las muelas del juicio).

Durante la entrevista clínica se recopilan datos sobre los eventos biográficos, los cambios físicos, los embarazos y las intervenciones, como cirugías, accidentes, heridas o afectaciones dentales, que han ocurrido desde el nacimiento. De esta forma se le sigue la pista a los eventos traumáticos y sus correspondientes bloqueos que han provocado trastornos en la salud. Hay médicos especializados en terapia neural, pero más del 60% de los médicos familiares afirman que ellos «inyectan de forma intradérmica»; es decir, que inyectan debajo de ciertas zonas reflejas en la piel (zonas de Head)[1] cuando hay dolor y, por lo tanto, aplican una forma reducida de terapia neural. Si se considera todo esto en conjunto, la terapia neural es el procedimiento de la medicina complementaria más comúnmente utilizado.

En mi clínica, empleamos la terapia neural con casi todos los pacientes con dolor crónico, prácticamente uno de cada dos pacientes, y hemos tenido muy buena experiencia con ella. Evaluamos estos resultados en estudios, pero también hemos tratado de averiguar cuál podría ser el mecanismo de acción de la terapia neural. Pues, aunque ya existen modelos explicativos al respecto, aún no hay evidencia científica aceptada de manera general para el fenómeno de los campos de interferencia, que es la principal diferencia con la anestesia local terapéutica. El procedimiento en sí fue descubierto de forma casual en 1925, en concreto,

1 Zonas de la piel con terminales nerviosas, determinadas por el neurólogo británico Henry Head. [N. de la T.]

cuando el médico Ferdinand Huneke (1891-1966) inyectó por accidente a su hermana, que sufría de migrañas severas. El medicamento en cuestión era un antiinflamatorio que no estaba aprobado para ser inyectado en la vena, sino en el músculo. Los síntomas mejoraron de inmediato. El ingrediente activo incluía el analgésico procaína, que se supone que hace indolora la inyección en el músculo. Por temor a arritmias cardiacas, esta sustancia no fue aprobada para inyección intravenosa en ese momento. Ferdinand Huneke y su hermano Walter concluyeron que la reacción en su hermana, es decir, el alivio al dolor, debía proceder de la procaína. No fue hasta 1940 que se añadió la hipótesis de los posibles campos de interferencia, cuando Huneke trató una cicatriz en la pierna y, como resultado, el dolor en un hombro desapareció de golpe. Esta reacción indicaba que las zonas del cuerpo alejadas entre sí tenían una correspondencia a través de conexiones nerviosas. La terapia neural los ha denominado efectos secundarios, son bastante raros, pero se producen de vez en cuando.

Aquí también se pueden despertar sentimientos. En el tratamiento de cicatrices y campos de interferencia con procaína, los recuerdos que fueron traumáticos en algún momento a veces surgen de repente; por ejemplo, una operación de emergencia en el apéndice, una herida profunda en un accidente de bicicleta en el que hubo un abundante flujo de sangre o un parto difícil. Esta reacción psicológica llamada «liberación emocional» puede ser muy intensa, pero en general solo ocurre con la primera inyección. Para los pacientes esto a veces es perturbador, pues necesitan una explicación para las intensas imágenes que reaparecen de pronto ante sus ojos, y también necesitan ánimos y apoyo hasta que logran tranquilizarse. Sin embargo, la ayuda psicoterapéutica rara vez es necesaria. En el mejor de los casos, la experiencia traumática «se disuelve» con la neutralización del campo de interferencia, dejando solo el recuerdo, sin que se repita la fuerte experiencia emocional.

Zonas de Head (*mapa de dermatomas*)

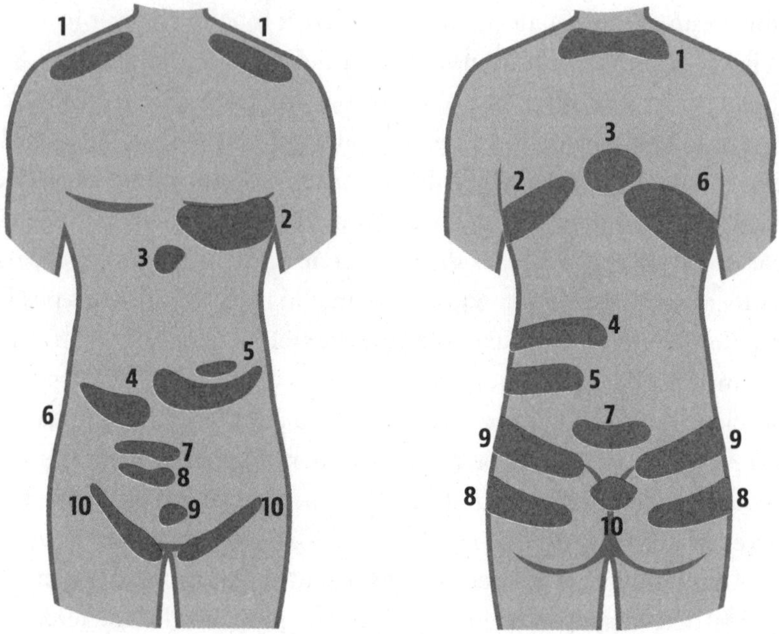

1. Diafragma
2. Corazón
3. Esófago
4. Estómago
5. Páncreas
6. Hígado / Bilis
7. Intestino delgado
8. Intestino grueso
9. Vejiga urinaria / riñones
10. Órganos genitales

Estas zonas de la piel con terminales nerviosas están conectadas a los órganos internos y pueden ayudar al diagnóstico y la terapia.

Estudio de caso: el doble dolor

La paciente, de 60 años, llevaba años con dolores en todo el cuerpo. Lo peor fue la espalda, y de ahí el dolor se extendió hasta las puntas de los dedos. Cuando se le preguntó a la paciente cómo calificaría la intensidad del dolor de espalda en una escala del cero al diez, ella indicó que con nueve, dijo que era casi insoportable. Le aconsejamos que se sometiera a la terapia neural. La paciente aún no había oído hablar de ella, pero accedió cuando le explicamos el procedimiento. Sin embargo, no se sentía cómoda de que la inyectaran en diferentes lugares, por ejemplo, en las cicatrices de las amígdalas en la garganta y también en la glándula tiroides.

Media hora después del tratamiento se sintió de pronto muy cansada, «como si hubiera estado cargando bultos todo el día», comentó. Cancelamos las otras aplicaciones previstas para ese día porque la paciente quería recostarse. De repente, las lágrimas brotaron y comenzó a llorar, hasta el punto de sollozar con fuerza. Más tarde relató que tuvo la sensación de que surgían en ella un montón de experiencias pasadas relacionadas con enfermedades, sin embargo, no podía nombrar este acontecimiento de manera concreta. Las lágrimas no pararon durante más de dos horas. Una de nuestras enfermeras se quedó con ella, tomó su mano y le trajo pañuelos y agua. Entretanto, el cansancio alternaba con la tristeza. «Era como si alguien me abriera y viera todo por lo que he pasado. ¡De repente volví a ser consciente de todo!». La paciente describió sus sentimientos, que se remontaban hasta su primera infancia (o etapa de lactancia). Por supuesto, no podía recordar conscientemente esta etapa temprana, pero sabía por su madre que había estado muy enferma cuando era un bebé.

Al día siguiente, la pesadez emocional seguía allí, pero los hombros los sentía más ligeros. La paciente todavía estaba muy absorta en sus pensamientos y le daba vueltas en la cabeza a su crisis del día anterior, cuando por la tarde notó que el dolor de la espalda había desaparecido por completo. «¡No podía creerlo! Toqué con cuidado mi espalda una y otra vez, pero era cierto: ¡el dolor había desaparecido! ¡Habría podido levantar un camión!».

Todo esto podría ser explicado con el efecto placebo. La paciente se sintió bien recibida, se le aplicó un régimen terapéutico muy específico, incluso «ritual», podría decirse. Entre otras prácticas, se le introdujeron largas agujas en el cuerpo. Pero seis meses después contactamos a su médico familiar y él nos confirmó que el dolor de espalda no había regresado y que el dolor en todo el cuerpo casi había desaparecido. Lo interesante también es que, hasta el momento de la terapia neural, la paciente se había beneficiado relativamente poco con su estancia en nuestra clínica, pero de pronto algo empezó a ocurrir. Con el dolor interior, el dolor exterior se había disuelto.

Uno de los mayores obstáculos en nuestra práctica clínica es que los pacientes con enfermedades crónicas se encuentran en un estado de rigidez emocional. Esto les impide hacer un cambio. En el curso de nuestro programa terapéutico, que dura entre diez y catorce días, se puede optar por la opción de un día de consulta ambulatoria para los pacientes que no están internados de tiempo completo. El proceso lleva tiempo, el cambio se da lentamente. Solo después de un tiempo se produce un cambio, presumiblemente como resultado de una mezcla entre el proceso cognitivo, las aplicaciones corporales y los procesos emocionales que conllevan. La terapia neural parece apoyar este desarrollo en todos los niveles, porque trabaja de forma emocional, cognitiva, vegetativa y psicológica.

Tal vez se trate de un campo de interferencia que, de una manera que aún no comprendemos, impide el proceso por el que el organismo intenta encontrar de forma repetida un equilibrio homeostático. Entonces, uno podría imaginar que la manipulación de semejante campo de interferencia conduce de nuevo, por medio de la memoria del cuerpo, a recuerdos que cambian la «estática emocional» del cuerpo y, por lo tanto, llevan a un proceso de curación.

El biofísico y psicólogo Peter J. Levine lo describió de la siguiente manera en su libro *Sprache ohne Worte* (Lenguaje sin palabras). Una experiencia traumática, ya sea física o psicológica, puede compararse con el ataque de un león a un antílope. El antílope entra en estado de *shock* cuando ya no puede huir. Si el león decide lo contrario y lo suelta, la rigidez se libera y el antílope comienza a pastar de nuevo y olvida este incidente.

En los humanos puede ocurrir que permanezcan de forma interna en estado de *shock*. El trauma se manifiesta en el cuerpo y solo puede liberarse en el cuerpo. En este sentido, el campo de interferencia de la terapia neural podría entenderse como un endurecimiento desde el punto de vista físico y psíquico.

Lo anterior se trata de hipótesis aún, pero es de esperar que las nuevas investigaciones nos hagan avanzar en la comprensión de estos procesos.

La nutrición como potenciadora del estado de ánimo

Los métodos curativos tradicionales, como la medicina natural moderna, siempre han destacado el importante papel del estilo de vida, y la neurogastroenterología confirman una vez más esta antigua sabiduría: una dieta sana, que en particular incluya la fibra de las verduras, mejora los síntomas depresivos y también los trastornos depresivos relevantes en el aspecto clínico. Un extenso metaanálisis (más de 41 estudios observacionales) demostró que la dieta mediterránea, sobre todo una dieta basada en muchas verduras frescas, ensalada, pescado y aceite de oliva, tiene resultados positivos. Según Eva Selhub, médica especialista en estilo de vida, de la Facultad de Medicina de Harvard, el riesgo de padecer depresión es hasta 35% menor con la dieta mediterránea. Los edulcorantes y emulsionantes, por el contrario, empeoran el estado de salud. Esto se ha observado, por ejemplo, entre los pocos pueblos indígenas que todavía viven en Tanzania, Malawi y Venezuela, los cuales llevan una dieta rica en plantas, sin alimentos industrializados. Ellos no sufren de enfermedades intestinales inflamatorias ni de esclerosis múltiple.

Hay también varios suplementos alimenticios que se ofrecen para tratar la depresión, aunque a menudo falta la evidencia de su efecto. Para el inositol, los ácidos grasos omega-3, los probióticos, la S-adenosilmetionina, el triptófano, las vitaminas B6, B9 y B12, la vitamina D y el zinc, hay algunos estudios que muestran efectos positivos.

Las evidencias son más convincentes para la vitamina C. Varios estudios sugieren que la ingesta regular de, por ejemplo, 1000 mg de vitamina C al día puede ayudar a reducir la aparición de trastornos depresivos en personas de riesgo, o incluso a reforzar el efecto terapéutico de los antidepresivos. La vitamina C funciona de varias maneras al mismo tiempo: activa el sistema opioide del cuerpo con sus neurotransmisores positivos, inhibe los receptores de glutamato, que intervienen en la actividad de los neurotransmisores, y modula los receptores en las neuronas (GABA).

La deficiencia de vitamina C, como la que se produce con las infecciones o inflamaciones crónicas, ejerce un efecto negativo en el cerebro y en el estado de ánimo, pues las neuronas tienen las mayores concentraciones de vitamina C en el organismo. Estas concentraciones no solo las protegen contra la oxidación por el estrés, sino que, junto con las vitaminas del grupo B, participan en la síntesis de los neurotransmisores serotonina, dopamina, norepinefrina y endorfina.

El ácido fólico y las vitaminas B6 y B12 mantienen bajo control los niveles de homocisteína, los cuales, de otro modo, contribuyen al alzhéimer y a la demencia. Junto con la vitamina C, estas sustancias también garantizan que se produzcan suficientes neurotransmisores como la serotonina y la dopamina.

Una nota importante sobre las vitaminas es la siguiente. Tanto la vitamina C como las vitaminas B son hidrosolubles, lo que significa que no se almacenan en el cuerpo, a diferencia de las vitaminas liposolubles A, D, E y K. Cuando las consumimos en los alimentos o los suplementos, solo una determinada cantidad es absorbida y metabolizada por el cuerpo, y el exceso se excreta a través de los riñones. Como parte de la terapia ortomolecular, que se ocupa de los micronutrientes, existe la posibilidad de administrar vitaminas por medio de una infusión intravenosa si es necesario, por ejemplo, cuando se tiene una infección persistente, y administrarla gota a gota aumentaría bastante su eficiencia.

Otro factor podría desempeñar un papel decisivo en la conexión entre la dieta y el estado de ánimo, es decir, a través del microbioma. En los bebés que nacen por cesárea (y en Alemania, por ejemplo, uno de cada tres nace así) el microbioma se altera, porque no han pasado por el canal de parto de la madre y no han absorbido las bacterias que se alojan en él. Este factor también puede influir en el sistema inmunitario, que continúa desarrollándose mediante la exposición al mundo exterior y está configurado por los microbios. El desarrollo del cerebro, como se demostró claramente en experimentos con animales, también depende de la actividad de los microbios. Por ejemplo, John Cryan y su equipo encontraron varios azúcares en la leche materna que el propio lactante no descompone, sino que están contenidos en el alimento natural del pecho, al parecer, con el único propósito de alimentar a las bacterias del intestino del bebé. Entonces, estas convierten los azúcares en sustancias útiles para el bebé, como el ácido siálico, que es importante para el desarrollo del cerebro. Cryan especula que esto podría explicar por qué la lactancia materna parece favorecer el coeficiente intelectual.

Por lo tanto, los trastornos del desarrollo neuronal podrían tener su origen en el intestino. Este hecho también significa que puede ser importante para tu salud no solo qué bacterias colonizan en la actualidad tu intestino, sino también cuáles lo hacían cuando eras un bebé. Esta importancia radica en que las ventanas de tiempo juegan un papel importante; por ejemplo, una vez que el microbioma se forma, permanece con una estabilidad sorprendente. Incluso después de las enfermedades intestinales o la administración de antibióticos, la proporción de los diferentes tipos de bacterias regresa pronto al nivel anterior.

Los probióticos, es decir, los alimentos o aditivos con bacterias benéficas para la salud, pueden influir en la función cerebral. Según el neurogastroenterólogo Paul Enck, hay evidencias iniciales de que pueden reducir el riesgo de padecer trastorno por déficit de atención e hiperactividad (TDAH) o síndrome de Asperger. Por el momento, es imposible saber si se cumplirá la esperanza de utilizar pronto los probióticos como terapia de apoyo contra la depresión.

En experimentos con animales se ha identificado que algunos componentes de los alimentos fortalecen los nervios y mejoran el estado de ánimo. Se trata de sustancias tan diversas como el aceite de pescado o en general los ácidos grasos omega-3 (AEP, ADH), los azúcares especiales de la planta de yacón de América del Sur, el arroz integral germinado y también la cúrcuma, un componente del polvo de curry. Sin embargo, este conocimiento no es suficiente para diseñar una especie de dieta antidepresiva.

Sustancias psicológicamente activas de los alimentos

Suplemento alimenticio	Efecto psicológicamente relevante (entre otros)
Aceite de pescado	Cambia las grasas y la hormona grelina en el suero sanguíneo.
Extracto de arándano	Reduce el azúcar en la sangre; contrarresta el daño por oxidación.
Colina	Fortalece la formación de nervios en el hipocampo y aumenta el nivel del factor de crecimiento FNDC (BDNF, por el inglés *brain-derived neurotrophic factor*).
Ácidos grasos omega-3	Aumentan la fluidez de la membrana celular nerviosa.
Ácidos grasos poliinsaturados n-3 (AGPI), ácido docosahexaenoico (ADH) y ácido eicosapentaenoico (AEP)	Aumentan la concentración de serotonina y FNDC y reducen los marcadores inflamatorios en el hipocampo.
Huevo de gallina	Mejora la proporción de triptófano en aminoácidos.
Azúcar de inulina	(Funcionamiento sin explicación)
Arroz integral pregerminado	Actúa sobre la corteza frontal, mejora la proporción de serotonina a ácido 5-hidroxiindolilacético, un producto metabólico fundamental para la depresión grave.
Curcumina	Mejora el equilibrio de antioxidante FNDC.

Fuente: Malunga Manchishi *et al.*, 2018.

Queda por saber hasta qué punto el ayuno terapéutico puede actuar sobre el estado de ánimo. En nuestra clínica ofrecemos a muchos pacientes la oportunidad de ayunar durante una semana bajo supervisión médica (el ayuno con jugos según Buchinger: caldo de verduras sin sal, jugos de frutas y tés, sin alimentos sólidos). Esta práctica ayuda muy bien contra el dolor y la inflamación, pero también es un punto de inflexión útil en el cambio del estilo de vida, por ejemplo, para iniciar una dieta más saludable. A la mayoría de las personas les va muy bien con el ayuno después de los primeros dos o tres días. ¿Qué dice la ciencia sobre el efecto en la psique?

Aquí no quiero aburrirte con los muchos procesos bioquímicos que, hasta donde se sabe, el ayuno desencadena en el cuerpo. Sin embargo, es interesante que la obesidad aumenta el riesgo de padecer depresión, además, si se llega al fondo de ambos fenómenos, se encontrará que comparten muchas anomalías similares en los neurotransmisores, las proteínas del sistema nervioso, las citocinas, los receptores celulares y los factores de transcripción en el eje HHS —el complejo circuito de control endocrino entre el hipotálamo, la glándula pituitaria y la corteza suprarrenal—. Por lo tanto, si se puede influir positivamente en la obesidad (primer factor), hay amplias probabilidades de que la depresión (el segundo factor) también cambie; o viceversa, si se influye en la depresión, podría cambiar la obesidad.

Por el contrario, la restricción calórica (o ayuno) ha demostrado ejercer una influencia positiva en el estado de ánimo de muchas maneras diferentes. Entre otros efectos, aumenta la plasticidad del sistema nervioso, es decir, la interacción de las neuronas y su regeneración. También mejora el flujo sanguíneo en el cerebro. El ciclo completo de los neurotransmisores cambia; por ejemplo, se incrementa la disponibilidad de triptófano y serotonina en el cerebro. El factor de crecimiento FNDC, responsable de muchas funciones nerviosas distintas relacionadas con el pensamiento y la memoria, aumenta. Las cetonas, que se producen durante la conversión del metabolismo energético a través del ayuno, y la autofagia, la «limpieza» del tejido conjuntivo de los residuos metabólicos, también ejercen una influencia positiva en el estado de ánimo. La hormona grelina, que se produce en el intestino, pero que también puede atravesar la barrera hematoencefálica, reduce el nivel de la hormona leptina, lo que origina la formación de nuevas neuronas en el hipocampo. El ayuno incrementa la «vigilancia», el estado de alerta del cerebro para los estímulos, y puede incluso provocar euforia.

En el marco de la psiquiatría integrativa —la combinación de procedimientos de la medicina natural con la disciplina clásica—, el ayuno ya se emplea como terapia; es el caso del psiquiatra Stefan Brunnhuber, director médico de las Clínicas de la Diaconía de Zschadrass en Sajonia. Brunnhuber describe una «psicología del ayuno» que a lo largo de varias etapas lleva a un desprendimiento de los estados físicos y psíquicos y conduce «estados transpersonales como la quietud, el vacío, la gratitud y la humildad».

La hierba de san Juan y Cía.: hierbas medicinales

Ya en la Edad Media se suponía que la hierba de san Juan *(Hypericum perforatum)* expulsaba a los espíritus malignos, y en el libro de medicina monástica más antiguo se recomendaba contra la «melancolía» y también se usaba en los exorcismos. Hoy en día, gracias a amplios estudios, sabemos que los ingredientes de la planta de flor amarilla en verdad ejercen un efecto contra la depresión, por lo menos contra las formas suaves y moderadas. Por ello, la directriz sanitaria nacional para la depresión unipolar en Alemania *(Nationale Versorgungsleitlinie Unipolare Depression)* proporciona recomendaciones para la terapia basada en la ciencia, y para combatir la falta de energía y el abatimiento afirma que: «si se considera la posibilidad de una terapia farmacológica para los episodios depresivos leves o moderados, también se puede hacer un primer intento de terapia con hierba de san Juan, siempre que se tengan en cuenta los efectos secundarios y las interacciones específicas».

La referencia a los efectos secundarios y las interacciones también muestra que los medicamentos a base de plantas no son seguros en sí mismos. La hierba de san Juan, por ejemplo, tiene una propiedad que puede convertirse en un problema, pues afecta a una enzima que interviene en la transformación de alrededor del 40% de los medicamentos. La interacción con la hierba de san Juan altera la eficacia de medicamentos tan importantes y de uso tan frecuente como los anticonceptivos, ciertos agentes de quimioterapéuticos, la warfarina (anticoagulante), la ciclosporina (un fármaco que impide el rechazo de los órganos trasplantados) o la digoxina (indicada para la debilidad del músculo cardiaco). Si la hierba de san Juan se toma junto con otros antidepresivos, puede producirse un incremento excesivo de la serotonina en el cerebro, lo cual es tóxico y, en el peor de los casos, puede provocar la muerte. Por último, hay un efecto secundario más inofensivo de la hierba de san Juan y que mucha gente conoce, a saber, que los extractos de la planta aumentan la fotosensibilidad de la piel y pueden conducir a irritaciones similares a las quemaduras solares.

En cualquier caso, yo te recomiendo que siempre adquieras los medicamentos a base de hierbas que estén estandarizados en la farmacia y que pidas el consejo del farmacéutico o de un médico. Los remedios que puedes encontrar en una farmacia naturista o botica, y no en la farmacia, están menos probados en cuanto a la calidad y la dosis. Dependiendo del contenido de ingrediente activo, algunos de los preparados de hierba de san Juan pueden adquirirse solo con una receta o prescripción médica. Nada más los preparados con menor concentración, sin un efecto detectable, están disponibles libremente.

Otra sustancia muy conocida, además de la hierba de san Juan, proviene del azafrán *(Crocus sativus)*, una especia obtenida de las flores de un tipo de azafrán que se cultiva principalmente en Irán y, en menor medida, en España. Como las plantas solo florecen dos días al año, entre octubre y noviembre, y se recogen a mano, el azafrán es muy preciado. Desde hace miles de años se ha empleado en la medicina tradicional para tratar diversas enfermedades; por ejemplo, ejerce una influencia positiva en el estómago y los intestinos y tiene un efecto preventivo frente al cáncer en estos. Sin embargo, el azafrán también alivia los trastornos depresivos gracias a su pigmento amarillo brillante, la crocetina. Los resultados de los estudios clínicos disponibles hasta ahora son prometedores incluso para los trastornos depresivos graves. En este caso, 30 mg de azafrán al día funcionan tan bien como los antidepresivos (y claramente mejor que un medicamento placebo). En los estados de nerviosismo y los trastornos del sueño, que también pueden estar asociados a la depresión, el azafrán favorece la relajación. Al mismo tiempo, tiene un efecto alentador, estimulante y energizante sobre la psique y ayuda a superar la apatía.

Para poder deducir recomendaciones fiables para la práctica, es necesario seguir investigando. El azafrán también puede conllevar efectos secundarios considerables; por ejemplo, una dosis demasiado alta provoca una intoxicación con efectos secundarios desagradables, e incluso la muerte. Las mujeres embarazadas no deben consumir azafrán porque existe el riesgo de un aborto. El azafrán ejerce un efecto anticoagulante que también puede causar problemas si ya se están tomando otros anticoagulantes. Por esta razón, el azafrán solo debe tomarse en cantidades terapéuticas y después de consultarlo con su médico.

Otra especia curativa es la cúrcuma *(Curcuma longa)*, un componente de las clásicas mezclas del curry. Se presume que contribuye a la terapia para tratar la depresión, ya que ejerce un efecto antiinflamatorio. Hasta ahora, una dosificación entre los 500 mg y 1 g por día no ha mostrado ningún efecto secundario.

La lavanda auténtica *(Lavandula angustifolia)* se ha empleado en Alemania desde hace décadas, sobre todo en su presentación de aceite esencial con efectos relajantes, y ha sido calificada como segura por la Agencia Europea de Medicamentos (EMA). Sus ingredientes son eficaces contra la ansiedad y la depresión leve. La depresión, la ansiedad y el insomnio suelen presentarse juntos y se potencian mutuamente. La lavanda también contiene ingredientes calmantes e induce al sueño, como muchas otras plantas, por ejemplo, el lúpulo *(Lupuli strobulus)*.

La valeriana *(Valerianae radix)*, una hierba medicinal que ya se utilizaba en la antigüedad, fue empleada por los médicos durante la Primera Guerra Mundial para tratar los temblores traumáticos de los soldados en las trincheras. Esta planta ha sido bien estudiada. Ejerce un efecto equilibrante durante el día y calma y favorece el sueño por la noche, pero debe tomarse en dosis suficientes (600 mg al día).

La raíz de kava *(Piperis methystici rhizoma)* es una hierba medicinal que se emplea de forma tradicional desde hace al menos 1500 años, ejerce un efecto ansiolítico y está muy bien estudiada. Debido a varios casos de daño hepático, aunque se presentaron con múltiples sobredosis, su autorización para la comercialización fue revocada en 2002. Tras una evaluación negativa por parte del Comité de Medicamentos a Base de Plantas (HMPC) de la Agencia Europea de Medicamentos (EMA), en 2019 se canceló, una vez más, la autorización para su comercialización debido a que sus efectos benéficos no registraban una correlación satisfactoria con respecto a los daños potenciales.

La pasionaria *(Passiflora spp.)* y el árnica roja *(Galphimia glauca)* ejercen un efecto positivo ante la ansiedad y la angustia. La ashwagandha —el extracto de la cereza de invierno—, que se usa con frecuencia en la medicina tradicional de la India, se emplea para tratar la sobreexcitación emocional y los trastornos del sueño, así como los ataques de pánico y el agotamiento mental. A su vez, la manzanilla y el diente de león son prometedores por sus efectos positivos en el estado de ánimo; mientras que el ginkgo mejora el metabolismo nervioso en el cerebro y podría retardar la disminución de la liberación de serotonina relacionada con la edad. Aún se desconoce mucho sobre la forma en que estas sustancias actúan, por lo cual es necesario seguir investigando, por ejemplo, sobre los beneficios de los fitoestrógenos en las mujeres que están alrededor de la etapa de la menopausia.

Los productos que contienen canabidiol, como los aceites de CBD, están de moda e incluso ya se encuentran disponibles en las farmacias. Sin embargo, hasta el verano de 2020 no hubo aprobación, porque se discute si el preparado es un medicamento o un nuevo producto alimenticio. El canabidiol de la planta del cáñamo no tiene ningún efecto estupefactivo o potencialmente adictivo, a diferencia del tetrahidrocanabinol (THC) del hachís. Sin embargo, aún no se ha demostrado con estudios clínicos si realmente funciona contra el estrés, la ansiedad y los trastornos del sueño. La abundancia de productos que se ofrecen no está controlada lo suficiente, se tienen que introducir sellos de calidad.

Movimiento que mueve

La actividad física es, junto con la nutrición saludable y la relajación, uno de los pilares centrales de la medicina natural. Desempeña un papel importante en todos los sistemas de curación tradicionales, hecho que la medicina deportiva moderna confirma en todos los niveles. Mientras que en el pasado se aconsejaba a los pacientes que descansaran y «se tomaran las cosas con calma», ahora el ejercicio se utiliza como terapia en casi todos los campos de la medicina.

En 1999 el médico y psicólogo James Blumenthal, de la Universidad de Duke en Durham, Carolina del Norte, fue uno de los primeros en publicar un estudio que mostraba que los pacientes de edad avanzada con depresión, que completaron un programa de ejercicio aeróbico, ya no necesitaron medicación. Los estudios de seguimiento indicaron que este efecto duró varios meses, que un programa de ejercicio y deporte retrasó los episodios depresivos a largo plazo y que, si bien la actividad física no podría sustituir en sí a la medicación antidepresiva a largo plazo, al menos podría complementarla de forma positiva. Uno de los problemas es que a los pacientes con apatía crónica les cuesta trabajo ponerse en movimiento; por ejemplo, no pueden decidirse con frecuencia, pierden el interés por la vida cotidiana, su autoestima se resiente, a veces les atormenta la ansiedad. Esta condición se convierte en una espiral negativa de falta de aptitud física y problemas en aumento para ponerse en movimiento.

La recomendación médica es de poca utilidad. En mi clínica trabaja activamente un equipo de especialistas en terapia reguladora o terapia del orden: expertos en salud de muy diversas disciplinas, como instructores de yoga, psicólogos, educadores deportivos, nutriólogos y científicos de la salud. Siguiendo un plan definido con precisión, junto con los pacientes, se determina cuál es la forma correcta de esfuerzo físico que puede integrarse en su vida cotidiana (de manera individual, con la pareja, o en grupo). Es importante que la voluntad surja de los propios pacientes y, para hacer esto posible, ofrecemos una serie de opciones de movimiento. Estas inician diario en nuestro vestíbulo a las siete de la mañana con elementos de taichí y *qigong*, y continúan con clases de yoga (individuales o en grupo), natación terapéutica, fisioterapia y entrenamiento en ergómetro, así como con un grupo de senderismo que atraviesa el amplio jardín.

Por supuesto que no se trata solo de los efectos en la psique, sino también de los múltiples efectos positivos del aumento en la circulación sanguínea y de la mejora de la consciencia corporal. El ejercicio es, desde el punto de vista de la medicina natural, un estímulo que desencadena reacciones en los sistemas cardiovascular y muscular y que desafía al cuerpo para adaptarse a un nuevo nivel. Mejora el flujo sanguíneo y la coagulación, aumenta el metabolismo y estimula la actividad glandular. Se producen más hormonas y se liberan más sustancias mensajeras, incluyendo muchos neurotransmisores. El sistema inmunitario también se activa.

Todo esto significa que, además de los efectos físicos positivos, el ejercicio provoca cambios emocionales y levanta el ánimo; por ejemplo, los pacientes con trastornos depresivos responden mejor a la terapia cognitivo-conductual cuando se combina con un programa de ejercicio. En otro estudio, durante años se realizó una encuesta a más de 1.2 millones de personas en Estados Unidos sobre qué tan seguido se habían sentido mal en los últimos treinta días. Los investigadores compararon esta información con la salud física, la edad y la ocupación. En promedio, los participantes se sintieron mal 3.4 días al mes. Las personas que realizaban actividad física de tres a cinco veces por semana durante 45 minutos (esto incluía el deporte, las tareas domésticas y cortar el césped) sintieron malestar un día y medio menos que los participantes que eran muy poco activos.

James A. Blumenthal, psiquiatra y psicólogo conductual de la Universidad de Duke, en Estados Unidos, ha realizado numerosos estudios sobre la motivación y el ejercicio. Él aconseja: «¡solo hazlo!».

1. Escoge un tipo de ejercicio que te guste y sigue con él. El «no tengo ganas» no es un argumento. Dite a ti mismo que después ¡te sentirás de maravilla!
2. ¡Haz algo bueno por tus pies! Un buen calzado es muy importante y vale la pena la inversión.

3. ¡El momento oportuno es importante! No hagas ejercicio con el estómago lleno o justo antes de querer dormir: el ejercicio te da energía. Hacer ejercicio durante el día y con la luz del sol es mejor que salir a correr por la noche, o entrenar de noche en el gimnasio.
4. Toma conciencia de lo que te amenaza a detenerte. Evita esos obstáculos o desarrolla alternativas: para el mal clima, para las obligaciones laborales, para la fatiga, entre otros.
5. Encuentra un compañero de entrenamiento. A muchas personas les resulta más fácil seguir así su programa de ejercicios. El contacto social también tiene otras ventajas.
6. ¡Piensa positivo! Hazte cumplidos a ti mismo. Aprende de ello cuando algo no funcione como tú esperabas y no dejes que los contratiempos te desanimen.
7. ¡Disfruta! Tómate un momento después de tu entrenamiento para apreciar lo bien que te sientes ahora.

Fuente: Blumenthal *et al.*, 2012.

En 2018, un metaanálisis reciente de la Universidad de Nueva Gales del Sur, en Australia, concluyó que la actividad física regular probablemente previene la depresión. Los investigadores analizaron los datos de más de 250 000 personas de diferentes países y grupos de edad durante varios años. Sin embargo, el estudio no distingue entre el mal humor y la depresión manifiesta. Tampoco está claro si el deporte, por sí mismo, puede ejercer el efecto deseado en la depresión grave. En cualquier caso, muchos psiquiatras lo recomiendan como complemento de otras medidas. Este análisis australiano demostró que más de tres horas de ejercicio al día tendían a empeorar el estado de ánimo de los encuestados. Los científicos sospechan que detrás de esto hay rasgos de personalidad compulsiva.

Los efectos positivos del yoga se han demostrado por medio de la ciencia. Hay muchos estudios serios sobre esta enseñanza del movimiento, y filosofía de vida, proveniente de la India. El yoga está diseñado de forma holística para armonizar las funciones motoras, sensoriales, vegetativas y psicológicas. Un objetivo importante es tomar consciencia del propio estado del ser en cada momento. La psique y el cuerpo no se consideran por separado. Los ejercicios físicos (asanas), que solo son un paso del yoga, se dice que ejercen un efecto sobre las glándulas que regulan el equilibrio hormonal, y por lo tanto conducen a un estado de plenitud, de paz interior. Se trata de las glándulas pineal y tiroidea, así como la glándula pituitaria, la paratiroides y el timo. También las glándulas suprarrenales, el páncreas y las gónadas se activan. Según el yoga, son centros energéticos vinculados en el ser humano (chakras) y deben ser llevados a un estado de armonía a través de los asanas. A esto se añaden los ejercicios de respiración *(pranayama)*, que, según el tipo, influyen en el sistema nervioso simpático o en el parasimpático. Se puede reducir el nerviosismo, la tensión interna y el estrés. En cuanto a la depresión, el efecto del yoga, cuando se practica con regularidad, va más allá del deporte o la relajación. Del mismo modo, el *qigong* y el taichí también tienen como objetivo la relajación y regular la respiración.

Quien es más dinámico ¡puede ir a bailar! Aunque todavía no hay tantos estudios al respecto, esto no debería impedirte hacer algo con música, cantar en el auto o tocar un instrumento, porque todas estas actividades levantan el ánimo. Es menos importante si lo haces de forma individual o en pareja, si pruebas un instrumento (como un tambor), lo tocas de forma correcta o nada más lo escuchas. Bailar no es solo un ejercicio hermoso, sino también un buen medio para expresar tus emociones, ya sea con una rumba, o un vals, o bien una danza libre en tu sala. Según un estudio sueco de la psicóloga social Eva Alfredsson-Olsson, los bailes de salón grupales desencadenan todo tipo de emociones en los bailarines de mayor edad, tanto las emociones positivas como los sentimientos de tristeza y pérdida. Sin embargo, los sentimientos negativos pueden compensarse con el movimiento y la posibilidad de participar activamente en él.

Reestructuración cognitiva

Muchos de nosotros estamos enojados. La mayoría de las veces ni siquiera somos conscientes de ello, porque estamos acostumbrados a tragarnos nuestra ira diaria. Pero si observáramos nuestros cuerpos lo veríamos de inmediato: los hombros encorvados o jorobados que nos protegen de los próximos «golpes» de la vida. Y si empezáramos a escribir nuestros pensamientos, nos daríamos cuenta de en qué espirales de pensamientos negativos nos movemos cada día. Cuando suena el teléfono, no pensamos: «¡Oh, qué bien!, ¿quién será?», sino: «¿Otra vez?, ¿y ahora quién?», no solemos esperar algo que nos alegre. Por fortuna, la mayoría de las veces no es tan malo, pero eso ya casi no importa, porque nuestro cuerpo ya ha reaccionado a la expectativa negativa con estrés.

Esto es, en pocas palabras, lo que se supone que nuestros pacientes aprenden y cambian en nuestra clínica, se llama «reestructuración cognitiva». Nuestros especialistas en terapia reguladora intentan crear una consciencia acerca del hecho de que los pensamientos tienen una influencia significativa en nuestros sentimientos, y viceversa. Así pues, no es la lluvia en sí la que desencadena en mí el enojo, este surge más bien a causa de cómo valoramos la lluvia porque nos impide ir en bicicleta, se complica el transporte público o no nos permite salir a caminar a gusto. El objetivo es reevaluar la situación para ver lo positivo de la lluvia; por ejemplo, que ya era necesario que lloviera para darle agua a las plantas sedientas, o que disminuye la contaminación en el aire que respiramos.

Estas evaluaciones innecesarias, o incluso falsamente negativas, desencadenan una reacción de estrés en el organismo. Las expectativas negativas son pensamientos disfuncionales que a menudo hacen que los síntomas se intensifiquen en los enfermos crónicos. Los afectados se vuelven más sensibles y se desaniman respecto a sus posibilidades de pronta mejoría. En algún momento, uno se forma una especie de filosofía de vida que conlleva a considerar las exigencias cotidianas como una carga, o incluso una amenaza. La impotencia se extiende. La sensación de poder aportar algo disminuye y, de hecho, la ayuda externa a menudo no se percibe como tal o se desconfía de ella.

Reconocer esta conexión es el primer paso en el camino hacia romper este ciclo negativo y cambiar algo. En este sentido, una gran ayuda es el entrenamiento del *mindfulness*, que se describe en la siguiente sección.

La fuerza de la meditación

Si aún no se ha probado, es complicado saber realmente lo que es la meditación. Suena de alguna manera como algo exigente y místico, propio del terreno espiritual. En su divertidísimo libro *Teach Us to Sit Still* (Enséñanos a permanecer sentados), el autor inglés Tim Parks describe cómo él era un absoluto opositor a las prácticas espirituales, y cómo experimentó mejoría con su prostatitis al concentrarse en el dolor en vez de reprimirlo. Para su asombro, en algún momento se enteró de que este era un principio de la meditación, y sumergirse en su respiración acabó por ayudarle a recuperarse.

Durante unos cuarenta años, la meditación ha sido objeto de investigaciones basadas en la evidencia y, en los últimos años, ha cobrado un renovado interés gracias a la neurociencia. Meditar reduce el estrés y tiene un efecto de calma, pues la respiración y el ritmo cardiaco disminuyen, la actividad eléctrica del cerebro cambia y los niveles de adrenalina y cortisol bajan. Los estudios demuestran, por ejemplo, que los miedos y las fobias disminuyen con la meditación. Los patrones de pensamiento que son perjudiciales para la salud se van soltando poco a poco. Las tensiones se reconocen antes, los sentimientos se perciben de forma más diferenciada y ya no hacen que el organismo entre en cólera incontrolada. Así, durante un experimento, las personas a las que les muestran representaciones violentas siguen sintiendo empatía por las víctimas, pero su reacción física no es tan fuerte como lo es en las personas que no meditan. La agresividad puede atenuarse mediante la meditación.

Una forma muy práctica de meditación para la vida cotidiana es la reducción del estrés basada en el *mindfulness* (MBSR, por sus siglas en inglés). Este sistema, desarrollado por el biólogo molecular e investigador del estrés Jon Kabat-Zinn (véase pág. 77), despojó a la meditación de sus elementos y de su origen espiritual y cultural para desarrollar su propia formación en materia de percepción. Se puede aprender en un curso, pero también en línea.

La práctica del *mindfulness*, que aprenden todos nuestros pacientes, no solo les ayuda a tomar consciencia del estrés de forma anticipada, por ejemplo, y a romper con patrones de reacción arraigados. La nueva visión del mundo y de sí mismos les permite tanto desarrollar nuevas estrategias para confrontar situaciones difíciles como, en caso de que no sea posible, afrontar con más serenidad las cosas que no se pueden cambiar. Las emociones que los agobian se vuelven más ligeras, en la medida en que los afectados se dan cuenta de que ellos mismos poseen margen de maniobra, al menos en sus pensamientos y actitudes. Al mismo tiempo, los afectados practican una aceptación sin prejuicios del respectivo momento.

Estudio de caso: tomar distancia del dolor

La paciente, de unos 30 años, acudió a la clínica en silla de ruedas. Sufría de esclerosis múltiple, pero la habían remitido a nosotros porque la inflamación había dejado una cicatriz en extremo dolorosa en su cerebro, cerca del tálamo. En la entrevista clínica informó de una intensidad de dolor como ningún otro paciente, es decir, nueve en una escala de diez. Los espasmos musculares y los trastornos del movimiento eran otros síntomas agobiantes.

Tres meses después, la paciente estaba lista para asistir a nuestra Mind-Body-Summer-School (Escuela de verano de mente-cuerpo) anual, a la que asiste una audiencia de médicos, psicólogos y otros terapeutas. Esta vez allí estaba, sin silla de ruedas, y cuando subió al podio ninguno de los expertos presentes habría adivinado que esta mujer tenía ese diagnóstico. Sobre todo, porque había tenido que superar una grave crisis vital en los últimos dos años. Su negocio, un taller mecánico que dirigía con su marido, cayó en insolvencia. Su matrimonio colapsó y su marido solicitó el divorcio. El hijo adolescente culpó a su madre de la miseria y se mudó con su padre. Y además se le diagnosticó esclerosis múltiple, la cual parecía desarrollarse con rapidez.

No podíamos hacer mucho para tratar la enfermedad nerviosa, excepto planear una dieta especial. Sin embargo, en muchas conversaciones, la paciente se dio cuenta de lo mucho que había tenido que soportar en los meses anteriores, y descubrió la meditación, que se practicaba en la terapia reguladora con grupos pequeños. No tenía experiencia alguna con la meditación, era un mundo por completo nuevo para ella, pero rápido encontró su camino y comenzó a ya no oponerse a sus síntomas, sino a dejarlos ir. Desde ese momento, y desde su salida de la clínica, ella medita diariamente. El dolor, dice cuando el público le pregunta, sigue ahí y todavía es considerable —ella lo calificaría en la escala con un siete—. «Pero siempre me las arreglo para mirarlo con distancia, como si no me perteneciera a mí. Ya no me tiene bajo control. Puedo liberarme de mi cuerpo». Cuando dijo esto, no presentaba otro tipo de síntomas. Esperemos que el próximo episodio tarde mucho en llegar.

Por cierto, los estudios demuestran que no solo los sentimientos, sino también el sistema inmunitario y el envejecimiento celular cambian con la práctica del *mindfulness*. Las personas de esta prueba reaccionaron de manera más favorable a una vacuna contra la gripe. Los procesos inflamatorios se ralentizan, las células inmunitarias se activan y aumenta la protección contra el estrés oxidativo. Se activan los interruptores de genes para sustancias antivirales y antitumorales.

En el cerebro se produce un aumento de la actividad cerebral frontal izquierda, donde se localizan más sentimientos positivos, una mejor autopercepción y regulación de la atención, y una menor actividad en la amígdala (el centro del miedo). Por otro lado, se estimulan las regiones responsables de la regulación de las emociones —corteza orbitofrontal y circunvolución del cíngulo anterior—. En consecuencia, la MBSR es una buena coterapia de acompañamiento para la depresión leve, el agotamiento y la fatiga crónica laboral. Para las depresiones más graves, la terapia cognitiva basada en el *mindfulness* (MBCT) previene las recaídas.

El *mindfulness* es también una herramienta importante para regular las emociones. Un famoso estudio de los años setenta, con practicantes de meditación trascendental y un grupo para comparar, confirmó que, si bien los meditadores mostraban más empatía (con los personajes víctimas de lesiones en una película), también su excitación emocional disminuía con más rapidez. Se recuperaron más rápido de la reacción corporal que les provocó el estrés al mirar la película. Según Britta Hölzel, investigadora de Múnich, la práctica de *mindfulness* refuerza la capacidad de «revalorizar positivamente», de reinterpretar positivamente las experiencias; por ejemplo, cuando la separación de la pareja se concibe como la oportunidad para un nuevo comienzo y no como una catástrofe. La «mente divagadora» disminuye, al igual que la preocupación por uno mismo, y en cambio las impresiones del presente se vuelven más intensas.

10. Aprende a quererte a ti mismo y a mantenerte sano

¿Te dejas llevar por tus sentimientos? Si eres sincero, seguro te lo has preguntado al menos una vez. ¿Nos volvemos locos a nosotros mismos o nos vuelven locos los demás? ¿Sentimos un anhelo concreto o nos confundimos con un espejismo? ¿Está justificada la ira en este momento o surge de antiguos patrones de comportamiento y en realidad no tiene ninguna relación con el presente?

Ser conscientes de nuestros propios sentimientos, ponerlos en contexto con la situación que se vive y no simplemente rendirse ante ellos, sino influir en ellos, es una parte importante de lo que se conoce como autorregulación, la capacidad de cuidar bien de nosotros mismos. Esta habilidad se aplica no solo a la salud mental, sino también a la salud física, como hemos visto en los capítulos anteriores, pues ambos aspectos no pueden separarse.

En este capítulo me gustaría resumir todo lo que hemos discutido hasta ahora, esperando convencerte de lo importante y valioso que es tomar los sentimientos en serio, pero sin dejarse abrumar por ellos. Allí radica una gran fuerza que te ayudará a afrontar los esfuerzos, los desafíos e incluso los golpes de fortuna en la vida. «Una terapia para una piel más gruesa», así lo llamó una vez uno de nuestros pacientes. A continuación de este capítulo encontrarás un programa de ocho semanas que te acompañará durante los primeros pasos y, al mismo tiempo, fomentará tu deseo de trabajar algún punto con mayor intensidad. No puedo proporcionarte un remedio patentado, solo mostrarte el comienzo de un largo camino hacia un bienestar mayor, que tal vez quieras tomar.

Resiliencia y salutogénesis: lo que nos mantiene sanos

En la primavera de 2020, ante el punto álgido de la crisis de coronavirus, el *New York Times* respondió con una serie de artículos sobre la resiliencia. ¿Por qué algunas personas son más capaces de afrontar las crisis que otras?, se pregunta, por ejemplo, la periodista Eilene Zimmerman, quien perdió al padre de sus hijos por su adicción a las drogas. Escribe que en su «caja de herramientas» contra los desafíos de la vida, solo había química. Pero ¿por qué hubo gente que, ante las medidas iniciales del confinamiento, reaccionó meditando en estas condiciones excepcionales, mientras que otros daban vueltas sin parar por la casa como leones enjaulados?

La resiliencia es el arte de resurgir de los golpes del destino y los trastornos, de encontrar un nuevo equilibrio en los remolinos de la vida; por lo general, en un nivel diferente al anterior, a menudo con beneficios a pesar de algunas pérdidas. Y esa capacidad tiene mucho que ver con los sentimientos. ¿Cómo funciona? La «madre» del debate sobre la resiliencia fue la psicóloga estadounidense Emmy Werner. En un estudio a largo plazo, que realizó durante tres décadas, investigó el desarrollo de unos 700 niños en Hawái. Cerca de un tercio de los nacidos en 1955 crecieron en la pobreza, desnutridos, desatendidos o incluso maltratados. Muchos repitieron estos comportamientos negativos en la edad adulta; habían abandonado la escuela, tenían problemas de comportamiento y eran propensos al consumo de drogas. Pero algo menos de un tercio de estos niños compensó el mal comienzo y consiguió ascender en la escala social, incluso algunos llegaron a la universidad. Emmy Werner los llamó «vulnerables, pero invencibles», resilientes. ¿Cuál era su secreto? Había al menos una persona en sus vidas que siempre estuvo a su lado y les hizo sentir que valían algo, ya fuera un hermano o hermana, un amigo, quizás un profesor o un entrenador.

Por lo tanto, la resiliencia se adquiere en un entorno social, pero también hay algunos factores útiles que son innatos. Entre estos se encuentra la inteligencia, que sirve para encontrar formas creativas de salir de las crisis; el optimismo, que al menos en parte es innato, según los estudios sobre gemelos, y un carácter extrovertido, que facilita la búsqueda de ayuda. Porque la capacidad del individuo de aceptar el apoyo social para seguir persiguiendo objetivos es un criterio muy importante de resiliencia. Las experiencias de la infancia desempeñan un papel importante en este sentido, según Bessel van der Kolk, profesor de psiquiatría de la Facultad de Medicina de Boston y experto en estrés postraumático. Van der Kolk cree que los primeros veinte años de la vida son en particular importantes porque configuran los patrones de respuesta del cerebro. Lo cual no significa, sin embargo, que este periodo de la vida sea fatídico, solo que requiere más trabajo. Por lo tanto, hay que desarrollar la resistencia a las crisis tal como se hace con un músculo, por ejemplo, con la ayuda de otras personas, a través de una determinada forma de pensar y a través del significado. De este modo, la investigación muestra que la creencia en una causa o en una entidad mayor que uno mismo promueve la resiliencia. Por fortuna, muchas personas parecen desarrollar esta capacidad. George Bonanno, director del Laboratorio de Pérdida, Trauma y Emoción en la Universidad de Columbia, en Estados Unidos, ha analizado 67 estudios de personas que han sobrevivido a robos a mano armada, huracanes, apoplejías y crisis graves similares. Más de la mitad de ellos ha afrontado muy bien estas experiencias a mediano plazo.

¿Y qué tiene que ver todo esto con la salud? Mucho. El sociólogo médico estadounidense-israelí Aaron Antonovsky (1923-1994) desarrolló, de forma paralela a su investigación sobre la resiliencia, una teoría de la salud. Criticó que la medicina solo se interesara por el desarrollo de las enfermedades (la patogénesis), pero que desde la antigüedad nadie se preguntara por las raíces de la salud. Desarrolló su teoría de la «salutogénesis» utilizando un ejemplo extremo: investigó el destino de las mujeres judías que nacieron entre 1914 y 1923 y que habían sobrevivido a los campos de concentración. Casi una de cada tres dijo que, a pesar de los horrores que había vivido, se percibía sana de mente. A partir de ahí, Antonovsky desarrolló la idea de un «sentido de la coherencia» (SOC, por sus siglas en inglés), es decir, la suma de la capacidad de una persona para utilizar los recursos de los que dispone para mantenerse sana. Lo esencial de la teoría de Antonovsky es que no ve la salud como un estado inalterable, como una homeostasis, sino como un cambio constante. La salud no significa un retorno al estado original, sino el éxito al lidiar con el cambio constante. La gente está expuesta a una avalancha de estímulos que requieren una adaptación continua y una confrontación activa. La enfermedad no se considera lo contrario de la salud, sino que es parte natural de la vida, así como el sufrimiento y la muerte. En este continuo, una persona puede encontrarse cerca del polo de la enfermedad dentro de una dimensión, pero estar sana por completo en otras áreas.

Estudio de caso: ¡Aprendí a sentarme con dignidad de nuevo!

La paciente tenía 59 años y padecía cáncer de páncreas. Estaba avanzado y ya no era curable. Según las estadísticas, su esperanza de vida era de solo unos meses. Sin embargo, se sentó sonriendo en una silla, y nos contó sus experiencias positivas en nuestra clínica ambulatoria para pacientes oncológicos —que tiene el propósito de fortalecer los recursos individuales para acompañar el tratamiento del cáncer—. «Hoy estoy bien», dijo la mujer. «Mañana no lo sé. ¡Pero tú tampoco lo sabes!». Cuando le pregunté qué era lo más importante que había aprendido con nosotros, dijo: «He aprendido a sentarme con dignidad de nuevo». Cuando el cuerpo se descompone por el proceso de envejecimiento o por una enfermedad, nuestro sentido de la autoestima a menudo también se rompe y eso nos priva de una fuerza importante, sobre todo al final de la vida. Por desgracia, hay que decir que el sistema médico con frecuencia es incapaz de absorber este proceso. Está diseñado para curar o disminuir síntomas y, a menudo, llega a sus límites cuando esto ya no es posible. No tiene que tratarse de una enfermedad terminal, es suficiente ya con una enfermedad crónica grave, como el reumatismo o una afección cardiaca que básicamente no permite una mejoría por razones solo fisiológicas.

Sin embargo, en los casos en los que no se puede hacer nada por la enfermedad, los afectados pueden hasta cierto punto liberarse de ella, por ejemplo, si se pueden aliviar sus síntomas con la ayuda de remedios naturales. De gran ayuda resultan las discusiones con otros pacientes en una situación similar, y las experiencias y pensamientos que com-

parten entre ellos. Al mismo tiempo, los afectados también aprenden, a través de la relajación consciente, a aliviar sus ataques de pánico y su ansiedad. Una ayuda especial que lo hace posible es la práctica del mindfulness, *que permite tomar distancia interna de la situación que amenaza la vida. Como resultado, los síntomas también pierden su poder de dominación. El autocuidado refuerza el sentimiento de vida y una actitud positiva ante esta, dimensión que la enfermedad no debe alcanzar. Para Antonovsky, el cáncer es solo un nivel de existencia. En el continuo de la vida no todo es decadencia, pero en el caso de esta paciente, a través de la crisis ella se ha vuelto aún más fuerte y «más sana» en el nivel psíquico.*

Este ejemplo de una mujer con un cáncer grave muestra lo que Antonovsky quería expresar con el sentido de la coherencia. El primer criterio es la comprensibilidad del suceso. El segundo es la manejabilidad, es decir, la percepción de que se pueden utilizar los propios recursos —en este caso, los ejercicios del *mindfulness*— para reducir el nivel de estrés. El tercer y último criterio es la significatividad (sentido y significado), el ocuparse a fondo de lo que se ha experimentado en la vida y de lo que falta por vivir, o bien de lo que puede transmitirse a amigos y familiares.

La investigación ha confirmado varias veces el modelo de Antonovsky sobre el sentido de la coherencia. Las personas con un SOC alto son menos propensas a definir los estímulos como estresantes y es más probable que los vean como un reto. No reflexionan sobre sus golpes de fortuna, sino que buscan salidas. Confían en que tienen los recursos a su disposición para afrontar de forma adecuada una situación demandante en la vida. Tienen una brújula interior de valores que las guía y no pocas veces son altruistas, pues ayudan a otras personas. Sobre todo, tienen una red social en la que ellas mismas encuentran apoyo en los demás. Los solitarios rara vez son resilientes.

Mientras que Antonovsky suponía que al rebasar los treinta años es difícil continuar aprendiendo en lo que corresponde a la coherencia, la investigación moderna es más optimista. Porque también se involucran factores que Antonovsky aún no había tomado en cuenta, como la capacidad de aprender a adaptarse a nuevas situaciones, la motivación para cambiar comportamientos y la habilidad de regular mejor las emociones propias.

En última instancia, una vida sana depende de estos puntos. Pero ¿qué nos lleva a poner nuestra atención en ellos?

En las ciencias de la salud existe un término para esto llamado «autoeficacia». La autoeficacia es la convicción de que el individuo puede ejercer influencia en su propia vida. Para ti y para mí depende de las experiencias que hemos vivido, de los patrones de conducta que quizá seguimos y que han dejado una fuerte impresión, y también de qué tan profunda es nuestra interacción con otras personas a las que les tenemos mucha confianza, de quienes incluso estamos dispuestos a aceptar críticas o consejos, si fuera necesario.

En nuestra clínica, el equipo de especialistas en terapia del orden trabaja para reforzar la autoeficacia de nuestros pacientes. Estos aprenden a fijarse objetivos razonables (de salud), a pensar en cómo podrían alcanzarlos y en qué falta aún o qué es necesario para conseguirlos. Se dan cuenta de los progresos y los obstáculos y aprenden a lidiar con las posibles recaídas, a no verlas como fracasos, sino como oportunidades para comprender mejor. Así que entrenamos con nuestros pacientes una mentalidad diferente («reestructuración cognitiva», véase el capítulo 9) y practicamos con ellos una forma más relajada de manejar sus emociones, en combinación con un estilo de vida más saludable. Otras acciones para fortalecer el cuerpo y el alma se abordarán en las siguientes secciones.

La naturaleza como fuente de fuerza: el baño de bosque

«La forma en la que paré el tiempo al estar 24 horas sentado en el bosque». El escritor británico Marc O'Connell tuvo una especie de crisis existencial al cumplir los 40 años. Estaba cada vez más preocupado por el cambio climático y el futuro de su hijo de seis años, por lo tanto, no quería perder completamente el contacto con la naturaleza. En realidad, él ya no sabía qué entender por naturaleza, pues pasaba mucho tiempo en autos, en habitaciones cerradas o navegando en internet. Así que se apuntó a una excursión en el Parque Nacional en Dartmoor, un entorno natural. Al final del día, el grupo con el que iba se dividió y O'Connell construyó un círculo de unos diez metros de diámetro con ramas y piedras en la orilla de un arroyo, lejos de todos los caminos. Se sentó en medio del círculo junto a una tienda de campaña y no salió de ahí durante 24 horas. «La cuestión es estar en el ahora», escribió O'Connell en el diario que llevaba consigo. Sin recepción de teléfono móvil, ni libro que lo distrajera; la sensación de tiempo lo abandonó y él se perdió, tras unas horas de agónico aburrimiento, en la naturaleza de la forma más placentera.

Desde la industrialización, el hombre se ha distanciado cada vez más de los ritmos de la naturaleza y ha creado su propio tiempo, con iluminación brillante como la luz del día, con relojes y estrategias de optimización. Pasar tiempo en la naturaleza al menos crea consciencia de que todavía existen otros sistemas de tiempo. Tal vez tú ya has experimentado la felicidad cuando el joven verdor irrumpe en la primavera y los pájaros comienzan a cantar por la mañana, o en la quietud del invierno.

En Japón y Corea del Sur el bosque se receta, por así decirlo, desde hace décadas. El «baño de bosque» *(shinrin yoku)* también es objeto de estudios científicos. Estos muestran que en la naturaleza se estimula la actividad de las células agresoras naturales, se mejora el corazón, la presión arterial y la frecuencia cardiaca —parámetros importantes del sistema nervioso autónomo— y se reducen los niveles de cortisol. En Inglaterra se está debatiendo la posibilidad de prescribir los baños de bosque como terapia no farmacológica, y en todo el continente europeo hay «terapeutas de bosque» individuales que pertenecen a una sociedad internacional y con base científica.

Nuestro pasado evolutivo puede leerse a partir de los efectos de la naturaleza. Un metaanálisis realizado por Diana Bowler, del Centro de Investigación Senckenberg de la Biodiversidad y el Clima en Fráncfort, resumió los resultados de 25 estudios sobre la experiencia con la naturaleza y la salud y encontró pruebas claras de un efecto psicológico positivo. Los sonidos de la naturaleza, como el viento o el canto de los pájaros, actúan sobre el sistema nervioso y reducen el estrés. Las ondas cerebrales cambian de forma positiva cuando las personas pasan de un desierto de piedra urbano a una pradera o un parque. De modo inverso, también hay consecuencias psicológicas por la pérdida de la naturaleza, el «duelo ecológico», una especie de duelo que va en ascenso con la destrucción de la naturaleza y el cambio climático.

El cambio climático y la pérdida de la naturaleza y de la biodiversidad se identifican, cada vez con más frecuencia, como una fuente de depresión y ansiedad, sobre todo entre las personas que se ven afectadas por ellos de forma más directa, como es el caso de las poblaciones de las islas en los océanos Pacífico e Índico, o los inuit. Pero incluso los agricultores y silvicultores, que ven el daño ecológico día a día, están reaccionando cada vez más con problemas psicológicos, de manera similar a los científicos que llevan un registro de la pérdida actual o futura. De hecho, se ha creado un nuevo término para ello, la «solastalgia», una forma especial de añoranza que surge cuando las personas afectadas no abandonan su hogar, pero este sí cambia.

Así que ve a la naturaleza y camina por ella con todos tus sentidos mientras aún tienes la oportunidad. Respira el olor de la savia de los árboles, acaricia un árbol, disfruta del verde relajante en todas sus tonalidades, escucha el susurro de las hojas. Quizá también puedes cavar en la tierra con las manos, pues allí vive la *Mycobacterium vaccae,* que, según un estudio inglés, tiene un efecto sobre el cerebro y refuerza la resistencia al estrés.

Encontrar el sentido, pero ¿cómo?

Aaron Antonovsky desarrolló su concepto de salutogénesis utilizando el ejemplo de mujeres que habían sobrevivido en un campo de concentración. Un hombre con un destino similar, el neurólogo, psiquiatra y filósofo austriaco Viktor Frankl (1905-1997), se preguntó sobre la cuestión del sentido a partir de su propia experiencia. «¡No hay una sola situación en la vida que no pueda transformarse en una situación con sentido!».

Frankl había rechazado en 1939 un viaje a Estados Unidos porque temía por sus padres, que, como judíos, solo estaban bajo su protección mientras siguiera siendo médico de cabecera en un hospital vienés. Pero al final sus padres, su hermano, su esposa y él mismo fueron deportados a varios campos de concentración, incluido Auschwitz. Y solo él sobrevivió. Se preguntó a sí mismo qué lo había salvado.

Pocos días después de la liberación escribió sus pensamientos. De estos resultó una filosofía de vida reconocida en todo el mundo, la logoterapia. Según la firme convicción del psiquiatra, el hombre es un ser que siempre está en búsqueda de sentido. Su creencia incondicional en un sentido último es lo que lo mantiene. Si bien este sentido último puede permanecer oculto para muchos, siempre está ahí.

Según Frankl, este sentido puede alcanzarse de tres maneras diferentes en los seres humanos: de forma creativa, cuando creamos una obra o realizamos una acción; al experimentar la belleza de la naturaleza o la bondad de las personas, o a través del profundo amor por una persona, el cual deja a la vista la esencia más profunda del ser. El sentido puede encontrarse en todas las situaciones posibles de la vida. Incluso cuando la causa del sufrimiento, por ejemplo, una enfermedad o una pérdida, no se puede cambiar, la actitud con la que aceptamos este destino sigue siendo decisiva: «El hombre no está libre de sus condiciones fatales, pero es libre para adoptar una posición sobre estas condiciones».

Viktor Frankl fue un pensador holístico que pidió a los médicos que fueran «pastores» de sus propios pacientes y que no consideraba estar en competencia con la religión. Al igual que Antonovsky, no preguntaba por qué alguien se enferma (emocionalmente), sino que buscaba una razón para la recuperación. Muchas de sus reflexiones pueden encontrarse en la psicología positiva, al menos en aquellos representantes que no solo se preocupan por la «felicidad», sino por la búsqueda de los recursos propios. «Entre el estímulo y la reacción hay un espacio», se dice que dijo Frankl. «En este espacio tenemos la libertad y el poder de elegir nuestra reacción. En esta reacción radica nuestro crecimiento y nuestra libertad».

El «redescubrimiento del *yo*» también es el tema del neurobiólogo Gerald Hüther, quien además subraya que «la curación es siempre autocuración». En su opinión, las actitudes y el comportamiento son decisivos para la forma en que alguien afronta una enfermedad u otra situación de la vida, ya sea que la tolere con pasividad, tal vez incluso la curse de forma activa o busque una mejoría. La razón y el sentimiento deben ir siempre de la mano y eso también significa un cambio duradero, por ejemplo, hacia una vida más sana o más plena, que solo puede tener éxito si tenemos la oportunidad y estamos dispuestos a vivir nuevas experiencias. Solo entonces la corteza prefrontal, en la corteza cerebral, cambiará actitudes arraigadas que suprimen la autocuración. En nuestra clínica en Essen, todos estos procesos se llevan a cabo: los pacientes se vuelven más conscientes de sí mismos, alejándose en gran medida de estímulos como la televisión o la computadora, pero también por medio del contacto físico, mediante métodos curativos naturales como envolturas corporales, compresas, fisioterapia o ventosas, o bien a través de su propio movimiento, como el yoga o caminar.

Sin embargo, es importante en particular una atmósfera que permita la curación, caracterizada por una relación apreciativa entre el paciente, el cuidador, el fisioterapeuta y el terapeuta del orden, unidos por un interés común y honesto en la persona. Si se vinculan los métodos orientados al cuerpo, el acceso a los sentimientos será más fácil. Mediante el entrenamiento mente-cuerpo el paciente recibe modelos de solución individuales para su situación y de esa forma puede trabajar de manera activa en un cambio. Nuestros pacientes reconocen sus patrones de comportamiento y sus reacciones físicas y reflexionan sobre ellos, a través de la reestructuración cognitiva o del *mindfulness*. Esto aumenta sus posibilidades de autocuidado, por ejemplo, mediante una mejor regulación de las emociones. No es raro que escuchemos de nuestros pacientes que su estancia en la clínica ha tenido un efecto a largo plazo en sus vidas.

La reactivación de los poderes de autocuración, según el neurobiólogo Hüther, siempre es posible cuando se puede redescubrir algo que se ha perdido, o reconectar con algo que se ha separado. Nuestro tratamiento médico tiene éxito a largo plazo si conseguimos crear este espacio para nuestros pacientes.

Autocompasión: entrenamiento inmunitario para el alma

«Autocompasión», un término irritante. Pero detrás de ella se esconde una cualidad muy importante. La «autocompasión consciente» es una habilidad emocional que cualquiera puede aprender, según la neurocientífica de Múnich, Britta Hölzel.

Cuando algo nos sobrecarga en la vida, intentamos reducir el dolor de forma reflexiva, ya sea a través de la negación del dolor, con alguna distracción (comida o alcohol), o bien empezamos a darle vueltas a lo que pudo habernos llevado a ese punto de nuestras vidas. También podemos sentirnos avergonzados o culpables —porque hemos estado demasiado cómodos para cambiar algo— o muy desalentados. Pero, como ya hemos visto, esto solo aumenta nuestra miseria y los posibles síntomas. El arte es resistir a este comportamiento intuitivo de dudar de nosotros mismos y, por el contrario, cuidarnos con amor, animarnos.

¿Por qué esto es importante? Un estudio de caso lo demuestra:

Estudio de caso: La ira contra uno mismo

Tanja, una paciente con fibromialgia de 54 años, es muy disciplinada, como muchas personas con su enfermedad. Ellas hacen deporte y comen conscientemente, pero los dolores corporales siguen presentes y, de alguna manera, vagan por el cuerpo y las atacan y las bloquean una y otra vez. Este también es el caso de Tanja. En nuestra clínica, ella aprende a cuidarse con envolturas y compresas, acupuntura y un programa de ayuno. Los síntomas siguen ahí, pero están mejorando. Esto es positivo para ella. Llena de entusiasmo y energía, sigue practicando su programa de ejercicios y relajación de forma constante con la esperanza de controlar por completo los síntomas, deshacerse de ellos en su totalidad y para siempre. Esta era una meta muy ambiciosa. Cuando fue dada de alta de la clínica experimentó un nuevo episodio de síntomas como respuesta a una situación estresante en su familia y reaccionó con frustración, recriminándose a sí misma, y con depresión.

Aunque esté agotada por el dolor y su cuerpo quiera descansar, se obliga a hacer ejercicios de yoga para sentirse mejor físicamente, como lo ha hecho cada día durante las últimas semanas. De hecho, esta vez no se siente mejor, sino que en realidad se siente peor que antes. El agotamiento ha aumentado. Tanja se siente impotente y comienza a enojarse consigo misma y con los ejercicios de yoga. Hasta el punto que deja de practicarlos.

Aunque cambiemos el diagnóstico y la terapia, el proceso siempre va a ser el mismo. Los pacientes comienzan la terapia llenos de entusiasmo, con la esperanza de mejorar sus síntomas. Tras las primeras experiencias positivas esta motivación se intensifica, por lo tanto, incluso tienen la esperanza de volver a estar sanos por completo. Pero eso significa lucha, y esta activa el eje del estrés en el cuerpo, con todas las tensiones nerviosas, físicas y mentales. La liberación de hormonas del estrés, como la adrenalina y el cortisol, se intensifica cada vez más. De pronto los síntomas han vuelto y se perciben con más fuerza que nunca, debido a la decepción. La energía desaparece de forma espontánea y la motivación para practicar disminuye. Los pacientes se rinden, o bien buscan un nuevo método.

Pero imaginemos que nuestro caso de estudio, Tanja, no se resignara y siguiera ejercitándose, nada más porque ahora no le va muy bien y estos ejercicios la ayudan con su salud emocional y física. De la aceptación de la realidad de que la fibromialgia forma parte de su vida y que su sensibilidad quizá dure toda la vida, surgiría una actitud sabia y cuidadosa. Esta nueva actitud benévola tendría a su vez consecuencias físicas y psicológicas. El sistema de bienestar se activa, y con ello los mensajeros químicos positivos asociados como la oxitocina y las endorfinas, que calman y regeneran el cuerpo y la psique.

La psicóloga estadounidense Kristin Neff, de la Universidad de Texas, fue la primera en reconocer estos principios y los transformó, junto con el psiquiatra Christopher Germer, en el concepto de *autocompasión consciente* (*mindful self-compassion*). El núcleo de su mensaje se resume en tres requisitos:

- Reconoce el dolor que te causan tus sentimientos.
- Reconoce que eres un ser humano y que reaccionas como tal.
- Sé amable contigo mismo: pregúntate qué le dirías a otra persona en esta situación, y si puedes decirte esas palabras a ti.

No solo son palabras vacías de autoayuda. La autocompasión, según demuestran los estudios, tiene un efecto contra la ansiedad, la depresión y el estrés, y cambia la propia imagen corporal. Refuerza la resiliencia emocional frente a tensiones como una separación y tiene un efecto positivo a la hora de afrontar diagnósticos como el reumatismo o el cáncer. «La autocompasión aumenta y mejora las defensas inmunitarias emocionales y fisiológicas», afirma la psicoterapeuta Christine Brähler, originaria de Múnich.

La autocompasión se practica de preferencia en grupos. Estudios demuestran que la respuesta del cuerpo al estrés disminuye; por ejemplo, un masaje en las manos o el imaginarse a un ser empático reduce la hormona del estrés, el cortisol. La variabilidad de la frecuencia cardiaca aumenta. En los pacientes con diabetes, los niveles de azúcar en la sangre bajaron y el efecto duró tres meses después de que la prueba finalizara.

La introducción a la autocompasión forma parte de la medicina mente-cuerpo, que es un pilar importante de la terapia en nuestra clínica. Los pacientes experimentan que pueden reforzar sus sentimientos positivos, hacia el optimismo, la creatividad y la satisfacción vital. Su resiliencia aumenta. Las investigaciones demuestran que las personas con mayor autocompasión comen más sano, hacen más ejercicio y también beben menos alcohol.

Así pues, si este libro te ha parecido apasionante hasta el momento y quieres aplicar en ti de manera fructífera los conocimientos adquiridos, no puedo dejar de recomendarte que te unas a un grupo para practicar el *mindfulness* y lo hagas durante un tiempo considerable —o, incluso mejor, intenta un curso para la autocompasión consciente—. Verás grandes beneficios.

Quizás deseas probar primero el programa de 8 semanas que constituye la última parte de este libro. Sus contenidos te ayudarán mucho y de diversas maneras a mejorar tanto el cuerpo como la psique (recomendaciones de medicina natural para la nutrición, la relajación y el ejercicio).

Deseo que lo disfrutes y que recuperes la serenidad.

11. Programa personalizado de 8 semanas para una mejor salud mental y mayor felicidad

Vista general

Introducción
Autoevaluación: ¿En qué punto me encuentro?

SEMANA 1. ¡Sé amable contigo mismo y cuídate!

Autocompasión: sé tu mejor amigo
Minirrelajación
El ritual de los momentos de felicidad
Nota para ti mismo
Dieta psicobiótica: alimentación rica en fibra para un microbioma sano
Ejercicio matutino
Entra en acción mediante los rituales

SEMANA 2. Pon en pausa las preocupaciones: ¡planifica la felicidad!

Tacto: masaje de manos o pies
Utiliza las pausas ocultas
Reactiva las buenas estrategias para reducir el estrés
Evita perder el tiempo
Combate las falsas estrategias de superación
Planifica proyectos de felicidad

Dieta psicobiótica: prebióticos y probióticos
Resistencia para el alma

SEMANA 3. Cronobiología: encuentra tu propio ritmo
Comprueba las rutinas
Compresa con lavanda sobre el corazón
Pies calientes
Dos técnicas de emergencia para las noches de insomnio
Autotratamiento de acupresión
Dieta psicobiótica: duerme mejor comiendo bien
Ejercicios de fuerza

SEMANA 4. *Mindfulness*: llegar a donde estás
Meditación caminando
Percibir lo que es
Consciencia en la cotidianidad laboral
¡Reconocer lo que es!
Escaneo corporal
Dieta psicobiótica: alimentación consciente con placer
El movimiento es bueno para ti

SEMANA 5. Percibe y cambia los pensamientos estresantes
Negativo automático
Reconoce las trampas del pensamiento
Replanteamiento *(reframing)*
Técnica Heart Coherence™
Dieta psicobiótica: aceites y grasas
¡No olvides el movimiento!

SEMANA 6. Manejo consciente de los sentimientos
La mano en el corazón
Reconoce los sentimientos
Escritura expresiva

La silla del pensamiento
Dieta psicobiótica: colorida y diversa
También esta semana: movimiento

SEMANA 7. Cultiva la gratitud y ayuda a los demás
Meditación de respiración y gratitud
Da felicidad sin esperar algo a cambio (actos aleatorios de bondad)
Carta de agradecimiento
Meditación *metta* para uno mismo
Dieta psicobiótica: reduce las proteínas animales
Y de nuevo: movimiento

SEMANA 8. Mantén los contactos sociales y deja entrar el amor
Sonrisa interior
Visualiza la red social
Llega al sentimiento de amor
Meditación sobre el amor a los demás
Dieta psicobiótica: ¡limpiando la alacena!
No te detengas: ejercicio

En perspectiva: ¿Y ahora…?

Introducción

Tú mismo puedes hacer mucho por tu salud mental. Por eso hemos desarrollado un programa especial que te facilite empezar a vivir una vida más sana y feliz y que te ayude a mantenerte así a largo plazo. No necesitas ningún equipo caro ni otros utensilios para ello, todo lo que se necesita es tenerse a sí mismo y un poco de ganas de probar algo nuevo.

El siguiente programa de ocho semanas se basa en los principios de la medicina mente-cuerpo (Mind-Body Medicine), un enfoque terapéutico desarrollado en Estados Unidos que considera por igual los aspectos físicos, psicológicos, sociales y espirituales del ser humano. Hemos establecido la primera clínica en Alemania de este enfoque con nuestro propio equipo de terapeutas y estamos muy satisfechos con los resultados. Esto se debe a que la medicina mente-cuerpo —y esto es algo muy especial— consigue motivar con éxito a nuestros pacientes para que adopten comportamientos favorables para su salud, más allá de su estancia en la clínica, es decir, para su vida cotidiana normal. Experimentan en cuerpo y alma lo que lo que es bueno para ellos. Esto les ayuda a «mantenerse».

Además, hemos enriquecido el programa con recomendaciones de la medicina natural con evidencias (es decir, científicamente probadas) para estabilizar y mejorar tu equilibrio emocional. Por ejemplo, hemos desarrollado un programa de nutrición psicobiótica basado en la dieta integral mediterránea, es decir, una dieta saludable, también llamada *«soul food»*. También encontrarás una selección de ejercicios y recomendaciones deportivas que debes hacer, si te es posible, cada día —sin importar tu condición física o tus problemas de salud anteriores, no hay de qué preocuparse—. No solo tu cuerpo se beneficiará, sino también tu alma. Encontrarás ejercicios de *mindfulness* para el cuerpo, o para entrenar la resistencia, así como una serie de pequeños ejercicios para la fuerza. Prueba lo que más te guste y entonces habrá más posibilidades de que continúes más allá de estas ocho semanas.

Muy importante: ¡practica, practica, practica! Las numerosas sugerencias deben convertirse en una rutina, en una parte fija de tu vida cotidiana. Por eso ocho semanas, no cuatro, ni seis, sino ocho. Ese es el tiempo que tarda nuestro cerebro en darse cuenta de que está sucediendo un cambio real en nuestras vidas, y a él le corresponden las conexiones neuronales. Estas anclan un nuevo comportamiento y después todo se vuelve mucho más fácil.

El programa de ocho semanas fue desarrollado por la maestra en ciencias, nutricionista y terapeuta de medicina mente-cuerpo Christiane Pithan, y por la Dra. Anna Paul, jefa de medicina mente-cuerpo en nuestra clínica. Ambas tienen un gran conocimiento y muchos años de experiencia práctica con los pacientes.

Autoevaluación: ¿En qué punto me encuentro?

¿Qué tan bien o mal te va? ¿En qué áreas de tu vida crees que tienes puntos débiles que podrías reforzar? Por favor, contesta las siguientes preguntas en relación con las dos semanas anteriores:

DECLARACIONES	Durante las últimas 2 semanas				
	NUNCA	RARA VEZ	A VECES	A MENUDO	SIEMPRE
1. Me sentí optimista sobre el futuro.	1	2	3	4	5
2. Colaboré o ayudé a alguien.	1	2	3	4	5
3. Me sentí relajado.	1	2	3	4	5
4. Me sentí interesado por otras personas.	1	2	3	4	5
5. Tuve mucha energía.	1	2	3	4	5
6. Afronté bien los problemas.	1	2	3	4	5
7. Pude pensar con claridad.	1	2	3	4	5
8. Me sentí bien.	1	2	3	4	5
9. Me sentí cerca de otras personas.	1	2	3	4	5
10. Me sentí confiado.	1	2	3	4	5
11. Fui capaz de tomar decisiones.	1	2	3	4	5

DECLARACIONES	Durante las últimas 2 semanas				
	NUNCA	RARA VEZ	A VECES	A MENUDO	SIEMPRE
12. Me sentí amado.	1	2	3	4	5
13. Me sentí interesado por cosas nuevas.	1	2	3	4	5
14. Me sentí alegre.	1	2	3	4	5

Fuente: Warwick-Edinburgh Mental Well-Being Scale (WEMWBS).

Evaluación

Anota aquí el número total de puntos con los que comenzaste el programa de ocho semanas: _______. Al final de las ocho semanas puedes rellenar de nuevo el cuestionario, comparar los resultados y medir tu progreso.

Tu motivación personal

Observa de nuevo las respuestas a cada una de las preguntas. ¿En qué áreas tienes una puntuación baja y, por lo tanto, potencial para desarrollarla más? ¿En qué aspecto debes concentrarse en específico? ¿Qué deseas aprender o mejorar en las próximas ocho semanas? Escribe aquí tu meta personal:

____

____

Semana 1

¡Sé amable contigo mismo y cuídate!

Autocompasión:
Sé tu mejor amigo

Te invito a hacer un experimento mental. Tu mejor amigo está pasando por un mal momento. Te enteras de una situación laboral injusta en la que él ha dado su mejor esfuerzo, pero su rendimiento fue ignorado y la situación se deterioró de manera evidente. Además, el ambiente familiar y doméstico también está tenso. Tu amigo está abrumado y no sabe qué hacer.

¿Qué le dices? ¿Consolarías o abrazarías a esta persona?

Escribe aquí tus mejores estrategias para apoyar a un ser querido:

____

____

____

____

____

¿En qué estás pensando en este momento?

Ahora imagínate en esta misma situación. ¿Esfuerzo no valorado en el trabajo y auténtico estrés en casa? ¿Cómo sobrellevas la situación? ¿Qué te dices a ti mismo y en qué tono discutes contigo mismo? Averigua si hay una diferencia en la forma como procederías si se tratara de otra persona. Si es así, ¿cuál sería?

Ahora imagina que estás en la misma situación. ¿Cómo nos enfrentamos a nosotros mismos cuando nos sentimos mal?

Cuando en la clínica hacemos esta pregunta en nuestros cursos de medicina mente-cuerpo, encontramos que la mayoría de nuestros pacientes son muy comprensivos y cariñosos con sus amigos, pero son autocríticos y mucho más estrictos cuando se trata de ellos mismos. Algunos son totalmente despiadados consigo mismos. ¿Por qué a menudo nos resulta más fácil ser compasivos y cariñosos con los demás y no con nosotros mismos?

Cuando algo va mal en nuestra vida, a menudo nos sentimos mal. Nos decepcionamos de nosotros mismos cuando las cosas no funcionan como hubiéramos deseado. Cuanto más altas son nuestras expectativas sobre nosotros mismos, más nos identificamos con ellas y más amenazante es la sensación cuando no estamos satisfechos con esta imagen de nosotros mismos. Entonces nos sentimos avergonzados y, quizá, hasta tenemos miedo de no estar a la altura. Además, nuestra propia percepción está distorsionada, pues muchas de las profundidades emocionales de los demás permanecen ocultas para nosotros, mientras que nosotros conocemos muy bien nuestras propias debilidades.

Te invitamos a sustituir las expectativas falsas o excesivas con la autocompasión. Esta no tiene nada que ver con sentir lástima por uno mismo. Por el contrario, contrarresta los sentimientos de pesadez que nos abruman de forma innecesaria.

Presta atención a las situaciones en las que te criticas y desvalorizas a ti mismo. Pregúntate si en lugar de eso podrías sentir comprensión y aprecio por ti mismo. Emplea las mismas estrategias que utilizarías para tranquilizar y animar a un ser querido en una situación similar. ¡Intenta ser tu propio mejor amigo!

Esta idea suena trillada, pero no es tan fácil. Nuestro cerebro está construido de tal manera que se alarma más rápido por la negatividad y queda poco tiempo para la autocompasión. Por eso tenemos que practicar. Para ello pueden ayudar el calor corporal, el contacto relajante, una expresión facial amable y una voz suave.

Minirrelajación

La mayoría de nosotros respiramos de forma muy superficial, lo cual reduce la absorción de oxígeno y nos limita. Los «minis» son ejercicios que utilizan la respiración para reducir la tensión física. Se pueden practicar con los ojos abiertos o cerrados, en cualquier lugar y en cualquier momento, incluso en el baño. ¡Pruébalos!

Respira con el abdomen de manera profunda y consciente. Este deberá abultarse al inhalar y hundirse al exhalar. Esto muestra que el diafragma en el abdomen se mueve hacia el esternón.

Si no funciona del todo en posición sentada, inténtalo primero recostado. Coloca suavemente las manos sobre el estómago para sentir el movimiento. Cuenta con lentitud regresando de diez a cero, un número con cada exhalación. Percibe cómo te sientes después del cero.

Repite la operación si es necesario.

El ritual de los momentos de felicidad

La evolución ha hecho que reaccionemos con más fuerza a las señales negativas para que podamos salvarnos a tiempo en caso de peligro. En el proceso, las impresiones positivas se olvidan con facilidad. Sin embargo, ser capaz de percibir sentimientos positivos, sentirlos físicamente, expresarlos y quizá también compartirlos, son habilidades que se pueden entrenar de forma consciente. Esta habilidad fortalece las estructuras en el cerebro que son responsables de la percepción de los momentos felices. Las estructuras negativas se activan menos, incluso bajo estrés. La práctica requiere un poco de paciencia, pero vale la pena. Por ello, el «ritual de los momentos felices» es un pequeño pero muy importante ejercicio que definitivamente debe realizarse durante todo el periodo de las ocho semanas. Se remonta a Martin Seligman, el fundador de la psicología positiva.

Pregúntate: ¿Qué me ha hecho feliz hoy? ¿Cuál fue el momento pequeño pero especial? ¿Un abrazo, una sonrisa de una persona desconocida? ¿Un pájaro en el jardín? ¿Una puesta de sol durante un paseo? Estos momentos pueden ser muy pequeños y cortos, a menudo son momentos que escapan a nuestra atención.

Brinda atención, espacio y expresión a estos momentos, recordando cada noche tres cosas, escríbelas. Puedes apuntar estos momentos de felicidad en un diario que también puedes diseñar de forma creativa. Anota tres momentos de felicidad cada día. Este ritual solo requiere dos minutos al día, pero puede cambiar el enfoque de tu cerebro hacia los pensamientos y sentimientos positivos.

Nota para ti mismo

Escribe aquí una nota de inspiración para ti mismo. ¿Qué aprecias de ti mismo? ¿Qué es aquello que realmente dominas bien? ¿Qué personas te respaldan pase lo que pase? También puedes grabar este mensaje como un archivo de audio en tu teléfono celular. En las situaciones en las que dudes de ti mismo, escucha el mensaje. De esta manera puedes cambiar de manera positiva tu diálogo interior contigo mismo.

____

____

____

____

Dieta psicobiótica: alimentación rica en fibra para un microbioma saludable

Nuestro microbioma mantiene una estrecha relación con nuestro equilibrio mental. Al conocer esto se tiene en consideración nuestro concepto de nutrición psicobiótica, la cual está dirigida a contribuir a un buen equilibrio de las bacterias en el intestino.

El poder de los cereales

Cuanta más fibra contenga tu dieta, mejor será la alimentación de los microorganismos del intestino. Los granos desempeñan un papel importante en este aspecto. Piénsalo: ¿Qué tipo de pan comes? ¿Estás consciente de que muchos panes de cereales no están hechos con el grano entero, sino que a menudo se elaboran con harina blanca con colorantes que los hacen parecer más sanos, y su precio de venta es más caro?

> *Por lo tanto, evita las harinas blancas y los empaques engañosos: compra una buena barra de pan integral finamente molido en una panadería local o compra hojuelas de avena, pasta y arroz integrales, cuscús, mijo o bulgur.*

Las legumbres secas, como las alubias, los garbanzos y las lentejas, desempeñan un papel importante en la dieta integral mediterránea psicobiótica, ya que a menudo forman la base de los guisos y también se pueden cocinar muy bien sin carne. No solo contienen valiosas proteínas, vitaminas del grupo B, ácido fólico y hierro, sino que también mucha fibra soluble.

Investiga durante esta semana recetas u opciones fuera de casa que se elaboren con legumbres y cereales integrales. Prueba cosas nuevas. Revisa tus recetas favoritas para ver si pueden modificarse para incluir granos enteros.

El muesli Dobos

- *50 g de hojuelas de avena gruesas*
- *50 g de hojuelas de avena finas*
- *50 g de hojuelas de espelta integrales*
- *50 g de hojuelas de cebada integrales*
- *50 g de germen de trigo seco*
- *50 g de amaranto reventado*
- *200 g de nueces finamente picadas*
- *200 g de semillas de linaza molidas*

Preparación: Mezcla todos estos ingredientes y viértelos en un tarro grande con tapa. Esta cantidad es suficiente para un aproximado de 20 porciones.

La noche anterior pon a remojar 25 g de ciruelas pasa y 15 g de semillas de linaza en un poco de agua, y déjalas a temperatura ambiente durante la noche.

- *1 plátano - 1 manzana pequeña*
- *1 naranja - ½ limón*
- *1 cucharadita de miel extraída en frío*
- *2 cucharadas de aceite de linaza prensado en frío*
- *250 g de yogurt (1.5%)*

A la mañana siguiente, tritura el plátano, ralla la manzana, exprime la naranja y el limón y mezcla el jugo con una cucharadita de miel. Después revuelve todos los ingredientes con unos 30 g de la mezcla de hojuelas y ¡a disfrutar!

Ejercicio

Si es posible, haz ejercicio durante 20 o 30 minutos cada día, alternando el tipo de ejercicio hasta que encuentres la combinación adecuada para ti. Al final de las ocho semanas intenta aumentar la frecuencia y la duración de tus sesiones de ejercicio. Es más importante para tu equilibrio emocional hacer ejercicio con la mayor frecuencia y duración posible que lograr el máximo rendimiento deportivo.

Es aconsejable realizar ejercicios de *mindfulness* para el cuerpo, también el calentamiento y estiramientos, en los que centres la atención en tu cuerpo y así aprendas a tratar contigo mismo de forma consciente y amorosa. El yoga consciente, el *qigong* o el taichí, el método *Feldenkrais* o la danza son adecuados para ello.

Ejercicio matutino

Todos los pacientes de nuestra clínica practican, bajo supervisión, un ejercicio matutino diario que deben continuar en casa, si es posible. No hay nada «correcto» o «incorrecto». La regla básica para todos los ejercicios es encontrar la «propia medida» y tomar conciencia:

- ¿Cómo estoy en este momento?
- ¿Dónde están mis límites esta mañana?
- ¿Qué me conviene ahora?

Ejercicio 1: Alargar y estirar, bostezar

Estira los brazos, las piernas y el torso hasta donde te sientas cómodo. También puedes bostezar o suspirar con ganas.

Ejercicio 2: Respiraciones profundas con movimiento de brazos

Colócate de pie, firme y con los pies paralelos y separados al ancho de las caderas o de los hombros. Inhala elevando los brazos hacia delante y baja los brazos con la exhalación.

Ejercicio 3: Dar palmadas a los meridianos

Con la mano izquierda abierta o cerrada en puño, comienza a dar golpecitos o a acariciar el pecho del lado derecho. Continúa acariciando o dando golpecitos en la parte interna del brazo derecho hasta llegar a las puntas de los dedos; luego, pasa de regreso sobre la parte exterior del brazo hasta la zona del hombro y el cuello. Repite dos veces.

Continúa con golpecitos o caricias a través del pecho hacia el brazo izquierdo, cambiando de mano.

Da palmadas tres veces en el brazo izquierdo (como lo hiciste con el brazo derecho).

A continuación, palmadas o caricias con ambas manos a lo largo del esternón, bajando por el abdomen hasta las caderas y los glúteos.

Baja por la parte exterior de las piernas, si es posible hasta los pies. Rodea los pies y regresa por el lado interior de las piernas hasta los glúteos con palmadas o caricias. Repite dos veces.

Importante: Mientras realizas el ejercicio, dobla las rodillas y empuja un poco los glúteos hacia atrás, mantén la espalda lo más recta posible, apoya la cabeza en la nuca: esto hace que la circulación se estabilice.

Ejercicio 4: Extender y barrer los meridianos

Después de las palmadas o golpecitos, se pueden extender los meridianos de los brazos, el torso, las caderas y las piernas. Imagina que remueves de tu cuerpo todo de lo que te quieres deshacer (por ejemplo, el cansancio, el dolor, la tensión, el malestar, las preocupaciones, etc.). Para terminar, de forma simbólica puedes arrojar por la ventana todo lo que se eliminó.

Ejercicio 5: Masajear las orejas

Masajea el borde exterior del pabellón auricular y las orejas enteras con los dedos pulgar e índice hasta que las orejas estén calientes y enrojecidas.

Ejercicio 6: Ejercicio de Brocado (qigong)

«Regula la respiración, relaja la mente, sostén el cielo, separa las nubes y permite que el sol entre en tu corazón».

- *De pie, coloca tus pies a la altura de las caderas o de los hombros.*
- *Las rodillas ligeramente flexionadas.*

- *La pelvis en una postura ligeramente sentada, sujetando una moneda imaginaria entre ambos glúteos.*
- *La columna vertebral erguida, la cabeza, como si la coronilla estuviera suspendida por un collar de perlas.*
- *Los hombros relajados.*
- *La mirada hacia el frente.*
- *Las manos juntas y al frente, como si sostuvieras algo entre las palmas.*
- *Eleva los brazos hacia delante con los codos relajados, no más allá de la altura del pecho («regula la respiración»).*
- *Gira las manos entrelazando ligeramente las puntas de los dedos, acércalas al cuerpo; luego, gíralas para que las palmas estén orientadas hacia abajo («calma la mente»).*
- *Levanta los brazos hasta donde te sea cómodo («sostén el cielo»).*
- *Deja que los dedos se separen y lleva los brazos a los lados, y luego por delante del cuerpo, con los codos relajados («separa las nubes»).*
- *Vuelve a juntar las manos delante del abdomen («permite que el sol entre en tu corazón»).*
- *Repite tres veces.*

Ejercicio 7: Caminar a diferentes ritmos

Cada persona camina lento al principio; luego, más rápido, y va alternando como le resulte cómodo. El ejercicio puede realizarse dentro de en una sola área o también cruzando de un lado a otro de la habitación.

Ejercicio 8: Mover las articulaciones

Pies:	*Levanta el talón derecho y mueve el tobillo derecho con un movimiento circular. Primero en una dirección, luego en la otra. Después haz lo mismo con el otro pie.*
Caderas:	*Coloca los pies separados al ancho de las caderas o de los hombros. Pon las manos en las caderas y con cuidado realiza movimientos de rotación, primero en un sentido y luego en el otro. A continuación dibuja un ocho con las caderas primero de un lado y luego del otro.*
Hombros:	*Deja que los brazos cuelguen sin tensarse y realiza movimientos circulares con los hombros, hacia adelante y ha-*

	cia atrás. El ejercicio debe realizarse sin que experimentes dolor alguno.
Brazos:	*Mueve los codos varias veces.*
Manos:	*Haz giros con las muñecas en ambas direcciones.*
Dedos:	*Mueve cada una de las articulaciones de los dedos. Después sacude las manos y los dedos.*

Ejercicio 9: Ejercicio de coordinación

- *Coloca ambas manos sobre los muslos y da palmadas sobre ellos.*
- *A continuación lleva una mano al lóbulo de la oreja y la otra hasta la punta de la nariz.*
- *Coloca de nuevo ambas manos sobre los muslos y da palmadas sobre ellos.*
- *Luego lleva una mano al lóbulo de la otra oreja y la otra mano hasta la punta de la nariz.*
- *Continúa de manera alternada.*

Ahora estás en forma y puedes empezar el día a tu ritmo.

Entra en acción mediante los rituales

La regularidad ayuda a que los hábitos, incluso los saludables, adquieran vida propia. Programa un tiempo cada mañana para hacer el ejercicio matutino o una parte de él. ¿Qué deporte puedes practicar o integrar en tu vida cotidiana? Apunta el ejercicio o deporte en tu agenda, inscríbete a clases u organiza reuniones con otras personas para realizar actividades deportivas o que impliquen movimiento.

¿Qué es lo que más te ha gustado esta semana?

—____________________ —____________________

—____________________ —____________________

—____________________ —____________________

Planifica tu rutina de movimiento o ejercicio para la próxima semana. Sonríe en cada sesión de ejercicio que hayas realizado para darte reconocimiento por tus progresos alcanzados. ☺

Día de la semana							
Hora							
Movimiento / Deporte							

Semana 2

Pon en pausa las preocupaciones: ¡planifica la felicidad!

Cuando uno se siente emocionalmente agotado y estresado, sobrepasado por el esfuerzo al grado de ya no saber por dónde empezar, aun cuando parezca que es un momento muy difícil, es necesario tomar descansos de los temas agobiantes. Por desgracia, nuestro cerebro tiene la costumbre de dar más importancia a las cosas negativas y difíciles que a las buenas y bellas. Cuando esta actitud se extiende por un largo plazo, conduce a un agotamiento aún más fuerte.

Casi todos los seres humanos han salido victoriosos de tiempos difíciles en sus vidas. Recuerda lo que te ayudó en ese momento y vuelve a intentarlo. O prueba uno de los siguientes ejercicios.

Tacto: masaje de manos o pies

El contacto físico es necesario para activar el sistema calmante del cuerpo. Un masaje alivia el estrés acumulado y promueve la liberación de las hormonas de la felicidad. Pero no necesariamente debe llevarse a cabo por otra persona. Inicia tu día con un masaje de manos o pies para ti mismo. Puedes utilizar un aceite aromático para masajes. Aceite de rosas o de cítricos para levantar el ánimo, por ejemplo.

Utiliza las pausas ocultas

Poder abstraerse en este mundo tan agitado es algo muy valioso. Hay pequeños descansos escondidos en la rutina de cada día, los cuales habrás de buscar un día de esta semana. Por ejemplo, al esperar en la fila del supermercado o en el tránsito, cuando el semáforo está en rojo o al cambiar de línea en el metro.

En estas pausas presta atención a tu respiración y celebra el momento de inactividad, aunque sea breve. Es un regalo para ti solo.

Reactiva las buenas estrategias para reducir el estrés

Recuerda las estrategias que has probado antes: leer un buen libro, escuchar música o la radio —¡no las noticias!, sino buenos pódcast o audiolibros—, cocinar una buena comida, jugar con los niños, colocar flores, ordenar la casa y quizás incluso hacer la limpieza. La claridad exterior suele conducir a la claridad interior. Cuando haces algo para sentirte mejor aumenta tu «índice de felicidad» de manera considerable. Darse un largo baño, al que pueden agregarse fragancias; la lavanda, por ejemplo, tiene un efecto de alivio a la ansiedad.

Evita perder el tiempo

Cada uno de nosotros tiene mucho más tiempo libre del que se cree. Vale la pena tomar conciencia de ello. Por lo tanto, busca de manera consciente estos espacios libres. Los asesinos del tiempo son las horas de televisión o navegar por Internet sin rumbo. Así que compruébalo tú mismo: ¿Qué es lo realmente importante para ti? ¿Cuáles son tus valores? ¿Dónde encajan en tu vida cotidiana? ¿Cómo podrías prestar más atención a estas cosas?

Combate las falsas estrategias de superación

Consumir regularmente estimulantes o sustancias adictivas, como el alcohol, el tabaco u otras sustancias, para relajarse o hacer frente a sentimientos desagradables, como la ansiedad, la impotencia, el aburrimiento o la soledad, no es bueno para ti. Pide ayuda a tu médico o psicoterapeuta.

Planifica proyectos de felicidad

Las habilidades que no solo son buenas para ti, sino que al mismo tiempo también pueden ayudar a otras personas, pueden convertirse en pequeños proyectos de felicidad. Por ejemplo, si se te da bien pintar, podrías planificar una semana creativa y vender los cuadros resultantes para apoyar un proyecto social. Sea lo que sea, toma consciencia de tus fortalezas y utilízalas para ayudar o para hacer felices a otras personas. Un proyecto de felicidad de este tipo puede ayudarte a sentirte importante y adecuado en este mundo, y te da mucha energía.

¿En qué eres bueno en particular? ¿Qué te gusta hacer?

—____

—____

—____

—____

Dieta psicobiótica: prebióticos y probióticos

Alimentos de fermentación láctica como el yogur, el kéfir, los encurtidos, chucrut o productos a base de soya, como el kimchi o el miso, promueven las bacterias intestinales saludables, al igual que los quesos como el parmesano, gruyere y cheddar añejo. Estos alimentos contienen probióticos.

Los alimentos ricos en fibra también suelen contener prebióticos, los cuales son sustancias que el ser humano no puede utilizar por sí mismo, pero que sirven de alimento, por ejemplo, para el *Lactobacillus* y el *Bifidobacterium*. Los prebióticos se encuentran en la achicoria, la cebolla, el ajo, los espárragos, los cereales, las alcachofas y los plátanos.

Los probióticos y los prebióticos también se encuentran como aditivos en los alimentos, en yogur o productos lácteos mixtos, así como en jugos o granolas (mueslis). Sin embargo, muchos de estos productos también son ricos en azúcar, colorantes y aromatizantes, lo que no corresponde en sí a una dieta saludable e, incluso puede convertirse en una desventaja para el microbioma.

Por ello, recomendamos desayunar yogur natural y kéfir y tomar verduras de fermentación láctica una o dos veces por semana. ¿Qué tal un plato asiático con kimchi, la col china encurtida?

Si hay un desequilibrio persistente en el intestino, por ejemplo, después de una medicación intensiva, se puede dar un tratamiento de simbiosis intestinal bajo supervisión médica.

Resistencia para el alma

El entrenamiento de resistencia, de preferencia al aire libre, no solo refuerza el sistema cardiovascular, sino también tu psique. Se ha demostrado que tiene una amplia influencia positiva en la salud. La natación, la caminata o la caminata nórdica, el ciclismo y el ciclismo de montaña, el trampolín y el baile también son adecuados. Puedes intentar hacer malabares y el *slackline* (equilibrio sobre una cinta tensa). Un buen comienzo es tomar las escaleras en vez de usar el elevador.

Los estudios han demostrado que entre 20 y 30 minutos de ejercicio cardiovascular al día es una de las mejores maneras de protegerse contra el estrés mental.

Aquí te recomendamos caminar para que puedas literalmente alejarte del estrés y las preocupaciones.

A diferencia de muchos deportes de resistencia tradicionales, la caminata tiene la ventaja de que requiere poco esfuerzo y casi no implica riesgo de lesiones. Caminar es un deporte sobre todo suave para la salud. Es apropiado para todos los grupos de edad, incluso para personas mayores o poco aptas. La técnica correcta hace una gran diferencia, puedes encontrar las instrucciones en Internet.

Planifica tu ejercicio para la próxima semana.

Pon una cara sonriente debajo de cada sesión de ejercicio que hayas realizado para elogiarte por tu progreso. ☺

Día de la semana							
Hora							
Movimiento / Deporte							

Semana 3

Cronobiología: encuentra tu propio ritmo

Para el cuerpo y para la psique es de suma importancia poder mantener de forma regular una estructura diaria y semanal, aun en momentos emocionalmente estresantes, ya que refuerza la sensación de seguridad y control. Las fases de relajación, así como las comidas regulares, son absolutamente necesarias para mantenerse sano de mente. Lo cual también incluye dormir.

Comprueba las rutinas

- ¿Te levantas a la misma hora por la mañana y te acuestas a la misma hora por la noche?
- ¿Tienes una rutina matutina, quizás con pequeños ejercicios de activación y de respiración?
- Cuando te toca trabajar en casa, es importante separar la zona de trabajo del resto de tu hogar, así como mantener tu horario de trabajo habitual, en la medida de lo posible. Si estás en un año sabático, desempleado o ya jubilado, una buena rutina diaria es igual de importante.
- ¿Te brindas suficientes descansos? ¿Comes y bebes de manera saludable y suficiente? ¿Te aseguras de hacer suficiente ejercicio?
- Los periodos de tensión y relajación deben alternarse a lo largo del día.

Planifica tu día: llénalo de unidades de trabajo y tiempo libre, de preferencia con un horario en papel o en tu teléfono celular. Hazlo durante toda la semana: separa los días de trabajo, de aquellos para el tiempo libre. Mantén y disfruta de los rituales y las rutinas del fin de semana.

El programa semanal podría ser el siguiente:

Día de la semana							
Horario laboral							
Tiempo libre (horario)							
Movimiento / Deporte							

Una buena noche de sueño también requiere una estructura para gestionar suavemente la transición entre la relajación y la tensión. Para ello es importante la «presión del sueño», es decir, el cansancio saludable. Por lo tanto, observa las siguientes reglas:

- Acuéstate nada más cuando estés muy cansado.
- Levántate con regularidad a la misma hora en la mañana, sin importar cuánto hayas dormido durante la noche. Pon el despertador, aunque no tengas que levantarte. Incluso en el fin de semana procura no dormir mucho más de lo habitual.
- No tomes siestas durante el día, mejor prueba un ejercicio de relajación como la meditación respiratoria o la relajación muscular progresiva.
- Si es posible, no te duermas delante del televisor, pues tu cerebro estará muy activo cuando quieras ir a la cama.
- Si das vueltas en la cama durante mucho tiempo y sigues sin poder dormir, reduce el tiempo en la cama. Acuéstate más tarde y

levántate más temprano. Comienza con un horario para dormir de seis a siete horas. De esta forma aumentará la presión para dormir.

Compresa con lavanda sobre el corazón

Dado que el aceite esencial de lavanda está muy concentrado, no debe aplicarse directamente sobre la piel, sino diluirse previamente. En las farmacias se pueden encontrar soluciones o cremas ya diluidas. Para la aplicación en frío, coloca un paño de cocina doblado, frío y húmedo sobre el pecho y luego cúbrete, si es necesario, con una toalla o con una cobija adicional. La aplicación en frío también estimula el sistema nervioso autónomo, lo que hace que el cuerpo produzca de manera activa más calor e induce así a la relajación.

Sin embargo, si tienes mucho frío o estás agotado, la aplicación de lavanda también puede hacerse en caliente. Entonces, utiliza una bolsa de agua caliente o una almohada de semillas calientes y cúbrela con el paño de cocina. En ambos casos, déjalo durante un aproximado de 30 minutos, de preferencia por la noche, justo antes de dormir.

Pies calientes

Los pies calientes ponen el cuerpo y la mente en modo de relajación. Tan pronto como la temperatura del cuerpo se eleva, los ojos se vuelven pesados. Por lo tanto, coloca una bolsa de agua caliente o una almohada de semillas calientes en los pies o mételos en agua caliente (máximo 20 minutos) antes de dormir.

Dos técnicas de emergencia para las noches de insomnio

Estas dos técnicas pueden ayudar:

Caja del tesoro: *Escribe todo lo que te preocupe en una hoja de papel y guárdalo en una «caja de tesoros». Así, tus preocupaciones están en un lugar seguro y ya no te robarán el sueño. A la mañana siguiente puedes tomar la hoja con anotaciones y seguir pensando en ello. Esto también funciona aunque solo imagines la caja de tesoros.*

Imagen personal de tranquilidad: *Imagina una escena que evoca sentimientos agradables. Puedes pintarla y colgarla encima de la cama. O puedes ampliar una foto de tu lugar favorito y colocarla donde la veas desde la cama para que puedas imaginar el ambiente y la tranquilidad de ese lugar, y así conciliar el sueño.*

Autotratamiento de acupresión

Quizá te sea conocida la acupuntura, la cual tiene sus orígenes en la medicina tradicional china. Estos mismos puntos también puedes presionarlos con tu dedo. Antes, en China esto se hacía con una piedra redondeada. Los cinco puntos más importantes se muestran en las siguientes ilustraciones.

Cada punto se masajea durante tres minutos sin descanso, de preferencia todos los días. Durante el primer minuto presiona firme. Luego, aplica la presión en forma circular durante dos minutos en ambas direcciones.

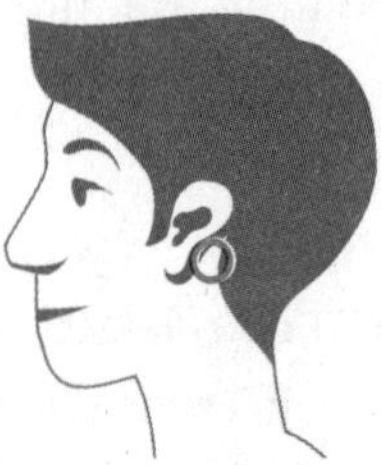

Anmian
Encontrarás este punto en una depresión detrás de la oreja, atrás de la prominencia ósea.

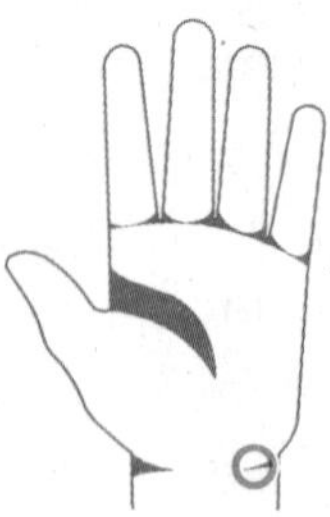

Shen Men
Este punto se localiza en el pliegue de la muñeca, del lado del dedo meñique, entre el cúbito y el hueso pisiforme.

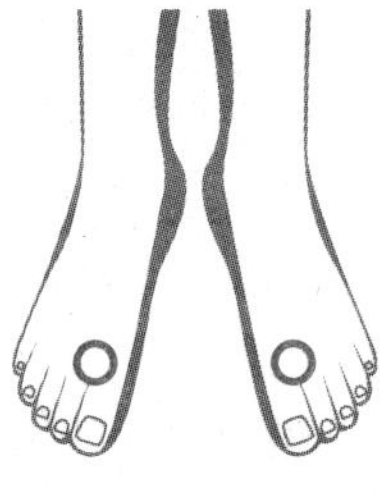

Tai Chong
Este punto se ubica en el hueco entre el primer y segundo hueso metatarsiano del dorso del pie.

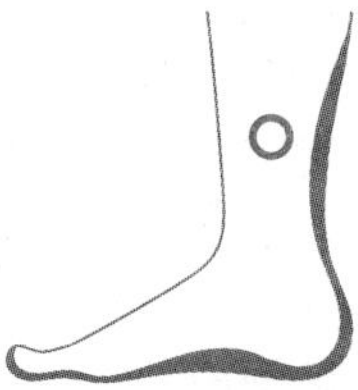

San Yin Jiao
Encontrarás este punto en el lado interno lateral de la tibia, colocando cuatro dedos de forma transversal a partir de la punta del maléolo medial hacia arriba.

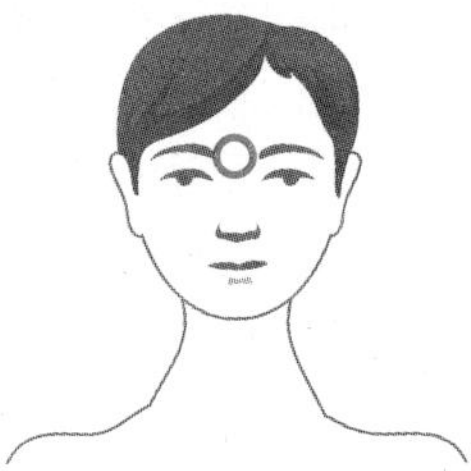

Yin Tang
Este punto es bastante fácil de ubicar, se localiza entre las cejas y por encima de la base de la nariz.

Dieta psicobiótica: duerme mejor comiendo bien

Hay una recomendación dietética especial para favorecer el sueño que tiene como base una alimentación general sana, integral y probiótica:

Una comida rica en carbohidratos combinada con proteínas puede ejercer un efecto de relajación, porque ciertos componentes de las proteínas (los aminoácidos) se absorben mejor. En particular, es importante el triptófano. Si bien esto es algo lógico desde el punto de vista de la biología molecular, aún no se ha demostrado de forma científica si a largo plazo influye en los patrones del sueño. Por lo tanto, además de la nutrición, es importante asegurar también una buena relajación.

Los investigadores del cerebro describen que una mayor captación de triptófano en el cerebro puede producir más serotonina, y este neurotransmisor puede ayudarnos a conciliar el sueño con más facilidad. Entre las fuentes vegetales de triptófano se encuentran: los chícharos, el maíz y otras verduras, la nuez de la India y todos los frutos secos, las semillas de girasol y de sésamo, los aguacates, los dátiles, los higos, los plátanos y el cacao, así como los granos similares a los cereales, como el amaranto y el trigo sarraceno. Las fuentes animales son la carne, el pescado, los huevos y los productos lácteos.

En la dieta integral mediterránea psicobiótica se recomienda reducir la cantidad de alimentos de origen animal y sustituirlos por alimentos vegetales. En particular, los frutos secos y las verduras son excelentes alternativas a la carne. Come un puñado de frutos secos cada día y trata de incluir verduras en tu dieta al menos cada dos días, por ejemplo, como sopa, en ensalada o en una pasta para untar.

Al parecer, los plátanos, los dátiles, los higos, el chocolate oscuro o incluso la leche con miel son una botana soporífera, por la combinación de carbohidratos y triptófano. Sin embargo, debido a su alto contenido en azúcar, deben consumirse solo en pequeñas cantidades.

Para un buen descanso nocturno, la cena tampoco debe ser demasiado opulenta, sino más bien ligera y fácil de digerir. Las comidas ricas en grasas tardan mucho en digerirse (hasta ocho horas), lo que tiende a perturbar el sueño. Hay que comer por lo menos dos horas antes de acostarse. Un pequeño refrigerio cabe aún en la última media hora.

Ejercicios de fuerza

Toda sesión de entrenamiento de fuerza debe comenzar con un breve calentamiento para estimular el sistema cardiovascular, movilizar las articulaciones y calentar los músculos. Para ello, puedes colocarte en posición y empezar haciendo movimientos circulares con los hombros y después con los brazos (alrededor de 2 minutos). Al final del ejercicio, debes estirar los grupos musculares que entrenaste.

Nunca trabajes con ímpetu, sino que haz los ejercicios de forma lenta y precisa. Mantén el movimiento durante al menos seis segundos, repite de cinco a diez veces y luego toma un descanso de dos minutos. Se realizan tres series.

Músculos de las piernas y de la espalda

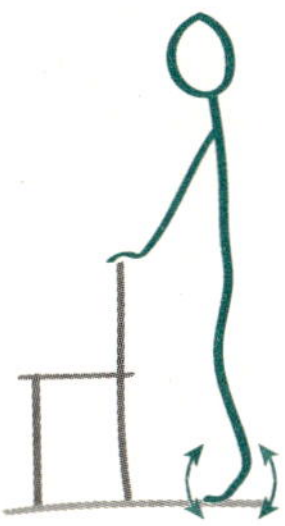

Elevación del talón: *Ponte de pie. Ahora levanta las puntas de los pies de manera que solo los talones toquen el suelo. Sujétate al respaldo de una silla si te tambaleas demasiado. Ahora ponte de puntillas y permanece en esta posición. Repite el ejercicio varias veces.*

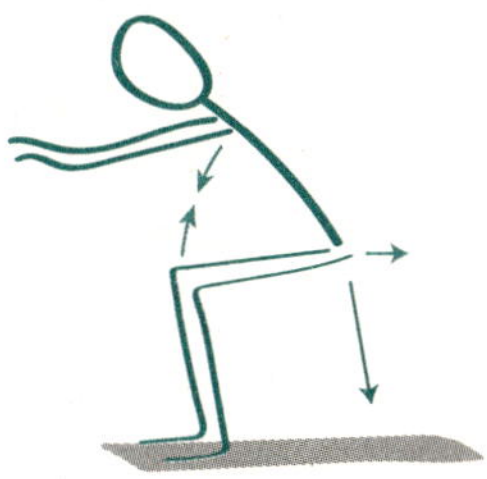

Ejercicio para los muslos: *Ponte de pie, con los pies separados a la altura de las caderas y los brazos al frente para un mejor equilibrio (apóyate en una silla si es necesario). Ahora dobla las rodillas, empujando los glúteos hacia atrás de modo que los hombros se acerquen hacia las rodillas. Asegúrate de que la espalda no se encorve. No bajes más allá de la línea horizontal. Ten cuidado de no empujar el peso del cuerpo hacia delante (las rodillas deben permanecen por encima de los tobillos).*

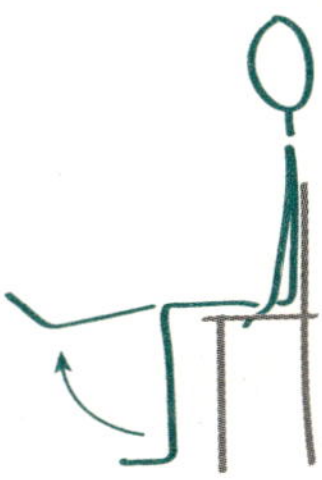

Palanca de la pierna inferior: *Siéntate erguido en una silla. Esta debe tener la altura suficiente para que las piernas y el asiento formen un ángulo recto. Alternando cada lado, eleva la pierna hasta extenderla en posición horizontal, mantén la posición (¡no olvides respirar!) y baja de nuevo. Sujeta la silla con las manos y asegúrate de que la espalda permanezca recta.*

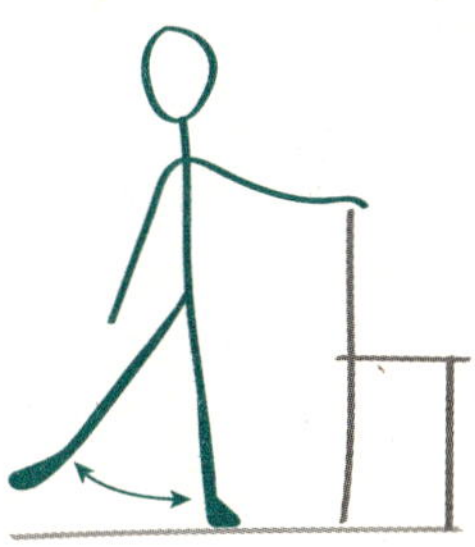

Palanca lateral: *Ponte de pie, con los pies separados al ancho de las caderas. Dobla un poco las dos rodillas. Ahora, lentamente y sin oscilar, levanta la pierna derecha hacia el lado, mantenla y luego regresa con la misma lentitud. Después,*

la pierna izquierda. Asegúrate de que el abdomen permanezca firme y contraído.

Paso de patinaje: *Con las rodillas ligeramente flexionadas, extiende lentamente la pierna derecha hacia atrás y levanta el brazo izquierdo hacia el frente. Mantente así durante seis segundos. Asegúrate de que el torso está erguido durante el movimiento. Repite con la pierna izquierda y el brazo derecho.*

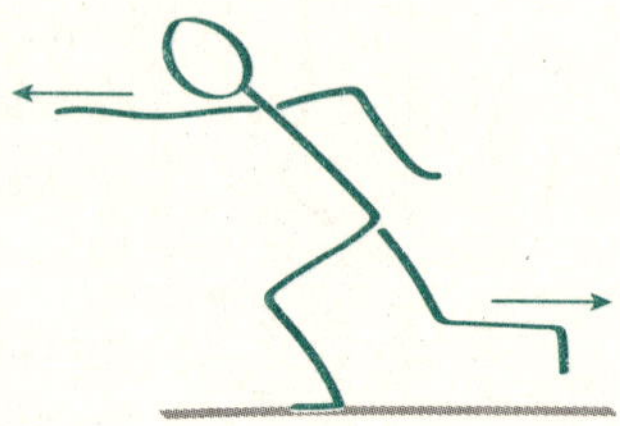

Músculos del pecho

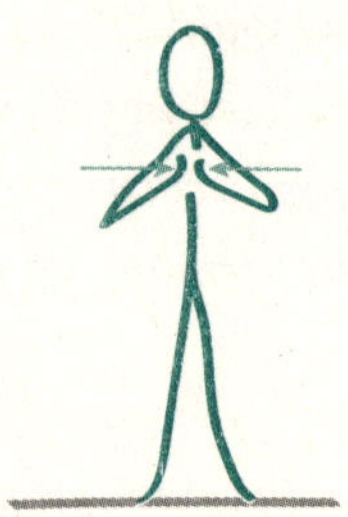

Ejercicio isométrico: *Colócate con los pies al ancho de las caderas, con las rodillas ligeramente dobladas, los hombros bajos y luego presiona las palmas de las manos una contra la otra frente al pecho. Mantén la tensión y suelta. Pon atención en mantener el abdomen contraído, pero no contengas la respiración.*

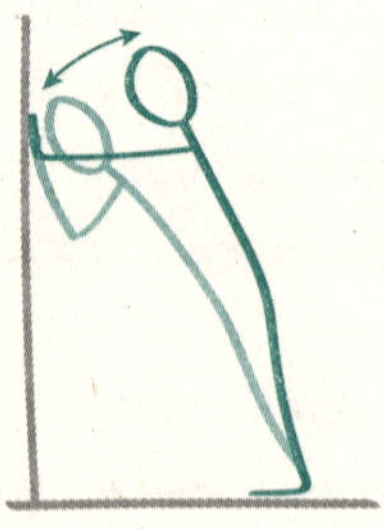

Flexiones en la pared: *Ponte frente a una pared, tanto las piernas como las manos deben estar colocadas al ancho de los hombros, y las puntas de los dedos hacia arriba (mantén la tensión durante el ejercicio sin afectar la respiración).*

Mueve lentamente la parte superior del cuerpo hacia la pared doblando los brazos, hasta que la cabeza casi toque la pared. Sostén brevemente y luego estira los brazos de nuevo.

Músculos de los hombros y de la espalda

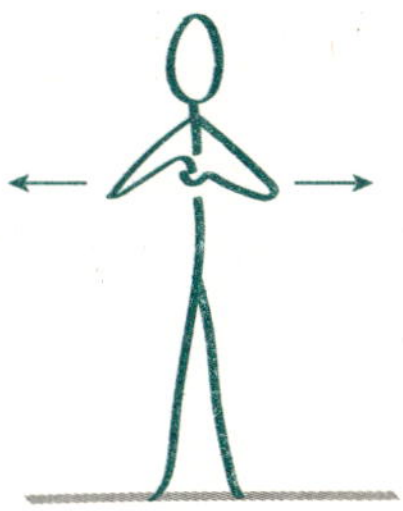

Ejercicio isométrico: *De pie, con los pies separados al ancho de las caderas y las rodillas ligeramente dobladas, baja los hombros y luego entrelaza las manos delante del pecho. En seguida tira de ellas hasta separarlas. Mantén la tensión y relaja de nuevo. Permanece con el abdomen contraído, pero no contengas la respiración.*

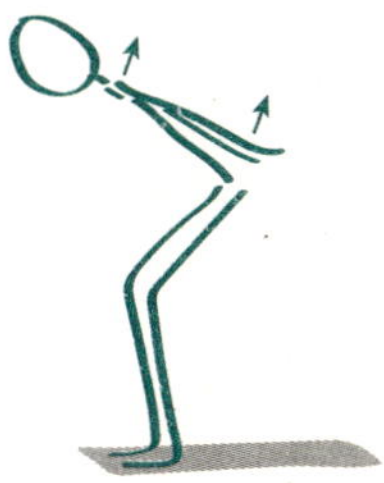

De pie, con los pies separados al ancho de las caderas, dobla las rodillas, inclina el torso hacia delante hasta que la parte superior del cuerpo y las articulaciones de la cadera formen un ángulo de 90 grados. Gira los brazos hacia afuera y luego levántalos y extiéndelos al lado del cuerpo. Acerca los omóplatos a la columna vertebral. Mantén el abdomen contraído.

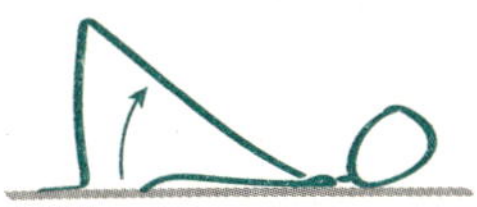

Puente de hombros: *En posición supina, con las piernas al ancho de la cadera, levanta despacio los glúteos hasta que las caderas estén por completo extendidas. Mantén la posición y vuelve a bajar lentamente.*

Músculos abdominales

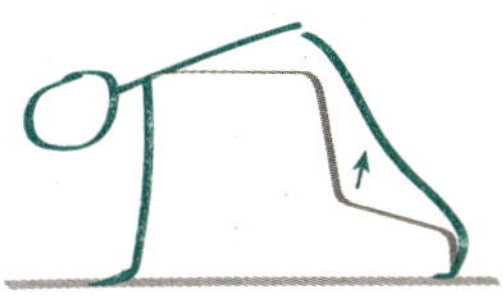

Perro mirando hacia abajo: *Sosteniendo el cuerpo en cuatro puntos de apoyo (brazos y piernas), levanta despacio las rodillas. Mantén la posición y vuelve a bajar lentamente.*

Intenta incorporar ejercicios de fuerza a tu rutina diaria en pequeños intervalos. No obstante, te rogamos que lo consultes con tu médico o con un entrenador profesional.

Planifica tu ejercicio para la próxima semana. De nuevo, pon una carita sonriente debajo de cada sesión de ejercicios que hayas completado para elogiar cada progreso. ☺

Día de la semana							
Hora							
Movimiento / Deporte							
	○	○	○	○	○	○	○

Semana 4

Mindfulness: llegar a donde estás

En esta semana se aborda un fundamento importante en nuestra vida, el *mindfulness* como base para una vida satisfactoria. Una frase zen lo resume así: «Cuando camino, camino. Cuando me siento, me siento. Cuando como, como». Haz la prueba cada día con alguno de los ejercicios de *mindfulness* o de la meditación, y asegúrate de incluir en tu rutina diaria aquellos que más te gusten. Lo mejor es hacer una práctica de *mindfulness* por día, aunque sea solo por cinco o diez minutos. Así no te derrumbarás tan fácilmente, incluso en situaciones emocionales excepcionales. Emociones fuertes y repentinas como la ira, el resentimiento o los sentimientos de dolor y decepción pueden ser más fáciles de manejar a largo plazo con la práctica regular del *mindfulness*.

Meditación caminando (según Christopher Germer)

Si alguna vez te encuentras luchando por calmarte porque algún estrés emocional en particular está alterando tu vida, este es un ejercicio maravilloso. Aleja de tu atención el malestar y lo dirige hacia la sensación de tu cuerpo.

> *De pie, descalzo si quieres, concentra tu atención en las plantas de los pies. Haz pequeños movimientos circulares con las rodillas y siente cómo cambian las sensaciones en las plantas de los pies. Si los pensamientos vagan, regresa una y otra vez hacia las plantas de los pies.*

A continuación, empieza a caminar de forma lenta y consciente. Presta atención a las sensaciones, al levantar el pie, al moverlo hacia adelante y colocarlo otra vez sobre el piso. Imagina que estás caminando por primera vez en tu vida y que eres consciente de cada detalle. Quizá te des cuenta de lo pequeña que es el área de contacto de tus pies y, aun así, es el impulso de tu cuerpo hacia delante. Intenta valorar tus pies y obsérvalos con aprecio o gratitud. Cuando lo hayas logrado, concluye la meditación.

Ser consciente significa estar con todas las sensaciones y pensamientos puestos, en la medida de lo posible, en lo que uno está. Este hacer consciente se relaciona con todas las acciones cotidianas y de hecho por eso es tan fiel a la vida. El *mindfulness* representa la conexión con el cuerpo y el hacer en el presente. Es una invitación a una vida llena de dignidad y gracia. Es la puerta de entrada al bienestar ¡sin importar las circunstancias!

Percibir lo que es

Solo observa en este momento lo que estás haciendo. ¿En qué postura estás leyendo este libro? ¿Estás prestando atención a tu entorno al mismo tiempo? ¿Te dejas distraer? Siente tu respiración... inhalando y exhalando. Cierra los ojos durante unos segundos y percíbete a ti mismo. Después, abre los ojos de nuevo y pregúntate si algo cambia.

Mindfulness significa estar atento de una manera determinada, vivir de forma consciente en el momento presente, sin juzgarlo. Esta habilidad aumenta la atención y despeja la mente. El *mindfulness* promueve la capacidad de aceptar la realidad del momento presente. Nos hace conscientes de que nuestra vida consiste en una secuencia de momentos. Si no estamos plenamente presentes en muchos de estos momentos, no solo nos perdemos lo más valioso de nuestra vida, sino que tampoco nos damos cuenta de la riqueza y profundidad de nuestras posibilidades de crecer y desarrollarnos.

Los ejercicios de *mindfulness* pueden practicarse en cualquier lugar. Incluso durante las actividades cotidianas, como lavar los platos o conducir un coche, ir de paseo o en el metro. Con el tiempo descubrirás que, si los realizas de forma regular, te resultará cada vez más fácil detener por un momento tu carrusel mental. Esto reduce de inmediato el estrés y te ayuda a centrarte cada vez más en lo que es importante en tu vida diaria.

Consciencia en la cotidianidad laboral

- Camino al trabajo, ya sea en auto o en transporte público, percibe las tensiones en tu cuerpo, por ejemplo, las manos acalambradas en el volante, los hombros encorvados, el estómago tenso. Permite que estas tensiones se liberen. ¿La tensión mejora tu habilidad para conducir? ¿Te ayuda a afrontar los retos del día? No. Entonces, ¿cómo se siente conducir al trabajo relajado?
- Elige no encender la radio del auto, para estar contigo mismo.
- Experimenta conducir por el carril derecho de la calle y manejar 5 km/h por debajo del límite de velocidad.
- Cuando llegues a un semáforo en rojo, aprovecha el tiempo para fijarte en tu respiración y en los árboles, o en tus pensamientos en ese momento.
- Cuando llegues a tu lugar de trabajo, tómate el tiempo para llegar de verdad. Sé consciente de dónde estás.
- En tu lugar de trabajo, toma consciencia una y otra vez de tus percepciones físicas y libera la tensión innecesaria.
- Aprovecha los descansos para relajarte. Quizá dar un pequeño paseo en lugar de tomar café, fumar o leer.
- Es muy útil si durante la comida puedes cambiar de entorno.
- Si tienes tu propio espacio de trabajo, cierra la puerta un rato y relájate de manera consciente.
- Cada hora, decide hacer un «alto» de uno a tres minutos para tomar consciencia de la respiración y de las sensaciones corporales. Durante esta introspección, permite que tu mente se calme y bebe un sorbo de agua.
- Aprovecha los descansos para hablar con las personas que están cerca sobre temas que no se relacionan necesariamente con el trabajo.
- Decide comer en silencio una o dos veces por semana. Aprovecha este tiempo para comer despacio y estar contigo mismo.

- Al final de la jornada de trabajo, intenta hacer una breve retrospectiva. Felicítate por el trabajo realizado: ¡Por hoy ya has hecho suficiente!
- Cuando salgas de tu lugar de trabajo, siente el aire fresco o tibio del exterior. No juzgues: ¿qué provoca esto? Percibe los sonidos que te rodean. ¿Puedes caminar sin sentirte agitado? ¿Qué ocurre cuando bajas la velocidad?
- Camino a casa, tómate un momento para hacer consciente la transición del trabajo al hogar. Aprovecha el momento nada más para estar.
- Cuando conduzcas, toma consciencia de cuándo empiezas a conducir demasiado rápido y por qué. ¿Puedes cambiar algo? Date cuenta de que tienes más control del que tú crees.
- Cuando llegues a casa, tómate un momento para sintonizar con el hecho de estar en casa de manera consciente (con la familia o solo).
- Quítate la ropa de trabajo cuando estés en casa. Este sencillo acto te ayuda a tomar el rol de persona privada. Saluda a todos los miembros del hogar. Tómate un momento para mirarlos a los ojos. Si es posible, tómate de cinco a diez minutos para estar en silencio y tranquilo. Si vives solo, nota el silencio de tu vivienda y percibe la sensación de entrar en su entorno.

(Fuente: Saki Santorelli, Centro Médico de la Universidad de Massachusetts, Estados Unidos).

¡Reconocer lo que es!

Sin embargo, el *mindfulness* tiene sus mañas, pues solemos necesitarlo más justo cuando nos cuesta más trabajo acordarnos de él. Porque cuando estamos bajo estrés tendemos a caer de nuevo en viejos y dañinos patrones. El estrés y la ansiedad, las preocupaciones y nuestra lista de tareas pendientes nos sacan de nuestra atención plena.

En esos momentos, es de particular importancia vivir el momento presente. Esto ayuda a salir de los viejos patrones. Por ejemplo, con la siguiente meditación breve, cuya secuencia recomiendo colgar en una pared o detrás de una puerta:

- *Hazte presente: nada más nota lo que sientes y percibes.*
- *Permítete sentirte así: permite lo que es.*
- *Después, observa tus sentimientos y pensamientos con atención.*
- *No te identifiques con la situación, déjala pasar como una nube.*
- *Vuelve a estar presente con el siguiente momento y observa lo que ocurre ahora.*

Escaneo corporal

Con este viaje dirigido a través del cuerpo se desarrolla la capacidad de autoconsciencia concentrada. Te concentras desde los pies y vas subiendo hasta la parte superior de la cabeza, paso a paso. Aunque la atención es dirigida y guiada de forma consciente, se produce una profunda relajación, que muchas personas experimentan más reparadora que una siesta después de comer. La atención se mantiene totalmente despierta, y al mismo tiempo la mente y el cuerpo se relajan. Tal estado de ánimo y del cuerpo no suele experimentarse bajo las condiciones aceleradas en las que vivimos casi todos. O bien estamos despiertos y en tensión, o estamos dormidos y el cuerpo puede relajarse. Estar despierto y al mismo tiempo relajado permite habitar el presente. En este estado permitimos que las capacidades de autorregulación de la mente y el cuerpo sean eficaces. La mente puede dejar descansar el interminable carrusel de pensamientos y queda libre para las ideas creativas. Los músculos se relajan y los procesos parasimpáticos como la respiración, los latidos del corazón, la digestión y las funciones sexuales se recuperan.

Acuéstate cómodamente sobre tu espalda y cúbrete con una manta. Con una inhalación y exhalación profunda y consciente, libera la tensión muscular. A continuación, centra tu atención en tu cuerpo. Siente cómo se apoya en el suelo. Toma nota de los movimientos respiratorios. Ahora dirige tu atención a los pies, hasta la punta de los dedos. Desde ahí desplaza lentamente el foco de la atención hacia las plantas de los pies, el dorso de los pies y los tobillos.

A partir de allí, continúa hasta la parte inferior de las piernas, las rodillas, los muslos y hasta la pelvis. Pon atención en los glúteos, las caderas y la ingle. En la pared abdominal puedes sentir los movi-

mientos respiratorios. Después, la espalda, el pecho y los hombros. Toma consciencia de los brazos hasta las manos y los dedos. Siente el cuello y la cabeza. Por último, deja que tu atención se detenga en el interior del cuerpo y percibe cómo cambia el espacio corporal con la respiración. Concluye el recorrido con una larga exhalación consciente.

Dieta psicobiótica: alimentación consciente – con placer

Para comer con consciencia no debemos hacer nada más que comer. Parece simple, pero en la vida cotidiana suele ser distinto. Con demasiada frecuencia comemos de pasada, ingiriendo la comida sin prestar atención. Entre una y otra cita, rápido comemos algo que compramos en la tienda más cercana; vamos de inmediato al refrigerador cuando tenemos un poco de hambre y tomamos lo primero que vemos; platicamos de un problema laboral con los compañeros en el comedor del trabajo, o bien la televisión está encendida a la hora de la cena o nos enfrascamos en una lectura.

De esta forma, el comer se degrada a una cuestión secundaria. Muchas personas se han olvidado de responsabilizarse de su dieta y ya no escuchan las señales de hambre y saciedad del propio organismo. Comen demasiado, con tanta ligereza y sin control. La alimentación consciente es una forma de ralentizar la vida cotidiana y evita que comamos más de lo que necesitamos para saciar el hambre.

Aspectos como el disfrute, la masticación lenta y consciente y la forma en que se percibe la comida, con todos los sentidos y los pensamientos que se asocian a ella, ejercen una influencia directa en nuestra en psique. Huele las hierbas y las especias antes de espolvorearlas en la comida. Amasa la masa con las manos, toca la fruta y la verdura, siente el agua fría en las manos al lavártelas. Todas estas experiencias envían señales al cerebro que desencadenan un estado de ánimo positivo.

No importa si quieres tardarte cinco o treinta minutos. A partir de ahora, presta toda tu atención a la comida e ignora cualquier cosa que pueda distraerte de ella. Apaga la televisión, coloca el material de lectura, la tableta y el teléfono celular fuera de tu alcance. Intenta masticar durante más tiempo del que lo harías con normalidad, para «saborear» plenamente el proceso de masticación y degustación. Pon atención a cualquier impulso de pasar rápido un bocado porque ya quieres dar el siguiente. ¡Permanece en el momento presente!

De este modo, también puedes prestar atención a la cantidad que comes, a la rapidez con que lo haces, a cómo se siente tu cuerpo durante y después de la comida, y serás consciente de por qué está comiendo, en primer lugar. ¿Lo haces como reacción a ciertos acontecimientos de tu vida, a la frustración, al aburrimiento o al estrés? Y no lo olvides, ¡agradece al cocinero! Pregúntate después de cada comida: «¿Ha sido una comida fortalecedora y nutritiva para mí, o me siento frío y cansado?». Percibe tu cuerpo y pronto sabrás, cada vez mejor, qué tipo de alimentos son en verdad buenos para ti. Presta atención a las señales de tu cuerpo.

El movimiento es bueno para ti

Esta semana prepara una combinación personal de ejercicios matutinos, caminatas y ejercicios de fuerza, y regálate media hora al día para poner tu cuerpo y tu mente en movimiento. De nuevo, pon una carita sonriente debajo de cada sesión de ejercicios que hayas realizado, para felicitarte por los progresos que hayas hecho. ☺

Día de la semana							
Hora							
Movimiento / Deporte							

○ ○ ○ ○ ○ ○ ○

Semana 5

Percibe y cambia los pensamientos estresantes

Esta semana se trata de desarrollar una sensibilidad frente a los pensamientos individuales que agravan el estrés con el fin de contrarrestarlos. (Si notas que no lo consigues, y que la ansiedad y la depresión siguen siendo una parte persistente de tus pensamientos y sentimientos, te recomendamos buscar una terapia psicológica cognitivo-conductual).

Para empezar, lee en voz alta esta frase del filósofo estoico Epicteto de la antigua Grecia: «No son las cosas en sí las que preocupan a la gente, sino las opiniones y los juicios sobre las cosas». La forma en que percibimos, interpretamos y evaluamos la información influye en nuestros sentimientos y en nuestras acciones. Las opiniones y los juicios a los que se refiere Epicteto forman parte de nuestro pensamiento. Esto incluye procesos como recordar, aprender y planificar, organizar, imaginar, hacer hipótesis, anticipar, así como actitudes básicas y filosofías de vida. Todo puede transcurrir de manera consciente o inconsciente, dependiendo de cada persona y de sus experiencias. Muchas personas hemos aprendido a ver las cosas desde el punto de vista negativo. En nuestras conversaciones con nosotros mismos acostumbramos tener una actitud negativa y desarrollamos y reforzamos los prejuicios hacia nosotros mismos. En lugar de examinar nuestros pensamientos, solo percibimos de forma selectiva y nos quedamos con lo que confirma nuestra opinión. Este es el poder de los pensamientos negativos.

Pregúntate lo siguiente:

- ¿Cuál es el diálogo interior que mantengo conmigo mismo?
- ¿Soy crítico y negativo conmigo mismo? ¿Tengo dudas sobre mí y sobre mis acciones?

Durante esta semana observa tu monólogo interior e intenta hacer pequeños cambios positivos en tu pensamiento autocrítico.

Negativo automático

En primer lugar, trata de descubrir si tienes pensamientos que experimentas como estresantes y que aumentan tu nivel de estrés, pero que no son útiles.

Utiliza la fórmula: «¡Ah!, ahí está otra vez ese pensamiento que me estresa». A menudo se trata de frases individuales muy típicas, que ya conocemos de memoria y que en general no suelen servir de nada.

En un segundo paso, puedes intentar encontrar otro pensamiento para esta situación, que también sea cierto, pero más útil para ti (como la fórmula: ¿Está el vaso medio lleno o medio vacío?).

Esto no es fácil al principio, pero con un poco de práctica te darás cuenta cada vez más de que suele haber otras perspectivas. Al tomar conciencia de ello, pronto serás más flexible a la hora de afrontar los pensamientos estresantes y no serás tan vulnerable a ellos.

Algunos ejemplos pueden ser:

Agobiante	Sin agobio
Mi vida no volverá a ser la misma.	También es una oportunidad para cambiar las cosas.
Me temo que no soy lo suficientemente bueno para mi nuevo trabajo.	Aprenderé muchas cosas nuevas e interesantes.
¿Lo perderé todo?	Surgirán nuevas oportunidades y siempre encontraré ayuda.

Estos monólogos espontáneos negativos se denominan en psicología: pensamientos automáticos. Son reacciones reflexivas a los disparadores individuales del estrés. No son el resultado de una reflexión, ni obedecen a ninguna intención. La mayoría de las veces estos pensamientos son irrealmente negativos y distorsionados. Se generan rápido y son muy efímeros. Por lo general, ni siquiera somos conscientes de ellos y no notamos cómo nos pesan.

Reconoce las trampas del pensamiento

Si notas que te persiguen los pensamientos automáticos negativos, hay una técnica sencilla. Dite a tí mismo: «Detente y respira». Puedes programarte para hacer estas pausas cada vez que notes que tu estado de ánimo empeora y aparecen pensamientos automáticos negativos. A veces ayuda dibujar una pequeña señal de alto y mantenerla en la cartera. Así lo recordarás con más frecuencia. Después del «Detente» interior, inhala y exhala profundamente hasta que te sientas un poco mejor. Luego, puedes reflexionar sobre la trampa de pensamiento en la que caíste:

- **Pensar en «todo o nada»:** ver las cosas en blanco o negro. Si un desempeño no es en absoluto perfecto, se ve como un total fracaso. Por ejemplo, cuando estás formado en la caja más lenta en el supermercado y piensas: «¡Siempre elijo la fila equivocada!».
- **Generalizar en exceso:** tomar un evento único como un patrón interminable de derrotas. Cuando alguien de tu entorno comete un abuso de confianza y te dices a ti mismo: «Ya no se puede confiar en nadie».
- **Filtro mental:** centrarse en un solo aspecto negativo y ocuparse nada más de este aspecto. Esto distorsiona tu visión de la realidad, de la misma manera que una gota de tinta colorea una taza completa de agua. Por ejemplo, te estás divirtiendo en una fiesta hasta que alguien te pregunta si has subido de peso recientemente. A partir de ese momento, piensas que arruinaron la fiesta completa.
- **Rechazo de lo positivo:** descartar una experiencia positiva porque por alguna razón «no cuenta». Por ejemplo, alguien te elogia por

un trabajo bien hecho y piensas o incluso dices: «Cualquiera podría haberlo hecho».

- **Conclusiones precipitadas:** sacar conclusiones negativas incluso cuando no hay pruebas que las apoyen. Por ejemplo, notas que un vecino no te saluda y en automático piensas que le desagradas, o decides no pedir ayuda a un amigo porque piensas que de todas maneras te dirá que no.
- **Exagerar (pensar en catástrofes) o subestimar:** sobreestimas o subestimas la importancia de ciertas cosas. Tienes que ir a una cita importante, pero el transporte no llega y te dices a ti mismo: «¡No soporto este estrés!». Esto es una exageración. O, por el contrario, haces que alguna cualidad personal o un acontecimiento positivo parezcan triviales: «¿Qué significa ser una persona amable? Ser el idiota de alguien más».
- **Asumir las suposiciones como hechos; por ejemplo, pensar:** «Siento que aquí no le gusto a nadie».
- **Poner etiquetas a una persona o a ti mismo:** describir un evento con un lenguaje impreciso y cargado de emociones. Si alguna vez fracasas, te dices a ti mismo: «Soy un absoluto fracaso». Si las acciones de otra persona te molestan, piensas: «Es un completo idiota».
- **Tomarse las cosas como algo personal:** creer que eres responsable de un acontecimiento cuando en realidad no has tenido nada que ver con él. Si tu hijo reprueba un examen, piensas: «Soy una mala madre o un mal padre».
- **Buscar reconocimiento:** tener la idea de que todas las personas en tu vida deben amarte siempre y aprobar todo lo que haces. Sin embargo, después te afecta cuando surgen conflictos o diferencias.

Este tipo de pensamientos puede desencadenar ansiedad y mal humor. Por lo tanto, es de gran valor para tu salud mental lidiar con ellos. Pero, al hacerlo, trátate con autocompasión y con *mindfulness* en lugar de juzgarte por estos pensamientos negativos.

Replanteamiento (reframing)

Permítete transformar las valoraciones que producen miedo en evaluaciones realistas para fortalecer tu psique con estos cinco pasos:

- Obsérvate a ti mismo.
- Identifica qué pensamientos son distorsionados, ilógicos o falsos.
- Desafía estos pensamientos negativos y cuestiónalos de manera crítica.
- Sustituye los pensamientos negativos por otros más realistas.
- Practica este nuevo diálogo interior.

Técnica Heart Coherence™

Esta técnica ayuda a disolver las experiencias estresantes al momento y de forma bastante espontánea. Con un poco de práctica, pronto serás capaz de realizar el método por ti mismo, siempre, en cualquier lugar y en cualquier situación de estrés.

Pon atención a la zona donde está el corazón. Imagina que tu respiración entra y sale por el corazón o por el pecho. Intenta respirar más profunda y lentamente de lo habitual. No importa si estás de pie, acostado o sentado. Lo único importante es que no tengas interrupciones.

- *Ahora activa un sentimiento positivo. Recuerda una situación o persona que asocies con un sentimiento cálido y positivo. Por ejemplo, un abrazo de un ser querido o la experiencia de un día muy especial. Mantén esta experiencia positiva en tu mente durante dos o tres minutos.*
- *Percibe cómo cambia tu energía y tu corazón se abre. Continúa durante unas cuantas respiraciones más y luego regresa a tus actividades diarias renovado y con un ritmo cardiaco más relajado. Es probable que también puedas experimentar un sentimiento de gratitud por el simple hecho de vivir esta hermosa situación.*

Anota aquí:
¿Cuál de los ejercicios de *mindfulness* te ha gustado más esta semana?

____

____

____

____

¿En qué situaciones te gustaría volver a utilizar este ejercicio en la vida cotidiana?

____

____

____

____

Dieta psicobiótica: aceites y grasas

Al comer suficiente fruta y verdura aportas antioxidantes a tu cuerpo. Estos protegen los ácidos grasos poliinsaturados de los aceites que a continuación te recomendaremos. Debes evitar las grasas de los alimentos de origen animal, así como las grasas hidrogenadas de las frituras y de los alimentos producidos industrialmente, y desde luego reducirlas y sustituirlas por grasas vegetales.

Comprueba tu consumo de grasas. ¿Cuánta grasa de origen animal consumes? Esto incluye todos los tipos de carne, sobre todo la roja, pero también los productos lácteos grasos y el queso. Reduce de manera drástica las grasas animales. En el futuro, por ejemplo, compra productos lácteos bajos en grasa y elige quesos maduros y fuertes, y solo consume la mitad de la porción. No utilices margarina con grasas hidrogenadas, consume pocos productos de pastelería grasos y solo en ocasiones productos de hojaldre.

Reduce la cantidad de embutidos, carne, mantequilla, productos industrializados (la pizza y los alimentos empanizados contienen muchas grasas ocultas e hidrogenadas). Es mejor utilizar una margarina a base de canola para acompañar el pan y solo de vez en cuando usar un poco de mantequilla.

También puedes hacer una mantequilla de aceite de oliva (o canola o lino), si te encanta el sabor de la mantequilla y no quieres renunciar a ella.

Las tres cuartas partes de tu consumo total de grasas deben ser ácidos grasos monoinsaturados. Para ello son especialmente adecuados el aceite de oliva y el de canola. Los ácidos grasos omega-3 son importantes para la estabilidad de la función cerebral y, por lo tanto, son importantes para la salud mental. Compra un buen aceite de oliva prensado en frío, extra virgen, o aceite de canola y utiliza ambos para cocinar. El aceite no debe calentarse a más de 160 grados; de lo contrario, los valiosos ácidos grasos y las valiosas sustancias vegetales secundarias se pierden. Para freír, puedes utilizar aceite de coco orgánico virgen o un aceite de freír elaborado con aceites vegetales que sean estables al calor. El aceite de linaza, el aceite de nuez o el aceite de cáñamo contienen la mayoría de los valiosos ácidos grasos omega-3. Sin embargo, son muy susceptibles a la oxidación y al calor. Utiliza estos aceites solo en frío, añádelos a los licuados (smoothies), a la granola o en ensaladas y verduras. Desecha todos los aceites que hayan caducado hace más de tres meses, pues contienen productos de oxidación que son perjudiciales para la salud.

¡No olvides el movimiento!

Esta semana prepara una combinación personal de ejercicios matutinos, caminatas y ejercicios de fuerza, y concédete poner tu cuerpo en movimiento media hora al día. Regálate una carita sonriente debajo de cada sesión de ejercicios que hayas realizado para felicitarte por los progresos. ☺

Día de la semana							
Hora							
Movimiento / Deporte							

Semana 6

Manejo consciente de los sentimientos

Siempre hay situaciones en nuestra vida que nos deprimen, estresan o asustan. Angustias psicológicas como la pandemia de coronavirus, por ejemplo, que nos inquieta y provoca muchas emociones y sentimientos perturbadores. Preocuparse es perfectamente normal en estos momentos. La cuestión es si estamos dispuestos a reconocer con amor estos sentimientos o si preferimos reprimirlos.

Esta semana se trata de conocer mejor tus sentimientos, de abrirse tanto a los «malos» como a los «buenos» y de aprender a ver los sentimientos como lo que son, energías que fluyen por el cuerpo. Muchas personas han perdido el contacto con sus propios sentimientos. Suprimir o reprimir nuestra experiencia interior es tan problemático como una actuación desenfrenada. Ambas actitudes son perjudiciales para nuestra salud mental y nuestra vitalidad.

Por lo tanto, sé consciente de tus sentimientos e intenta tratarlos con amabilidad, autocompasión y no los juzgues, si es posible. Si somos capaces de percibir nuestros sentimientos, no para juzgarlos, sino para utilizarlos y también para dejarlos ir de nuevo, estos nos mostrarán un camino que vale la pena recorrer.

Quizá hayas visto las complicadas posiciones de las manos y los dedos en alguna imagen de una mujer de la India o en la estatua de un buda. Estos elegantes gestos se denominan *mudras* y su objetivo es mejorar la concentración. La palabra *mudra* proviene del sánscrito, y significa «lo que produce alegría». En la vida cotidiana, la secuencia en la que realizamos cada movimiento se produce de manera inconsciente. Quizá conozcas el siguiente gesto simple. Cada uno de nosotros lo ha hecho unas cuantas veces, pero ahora deberá ocurrir de manera consciente. Esta semana, empieza tu mañana con un pequeño ejercicio de cinco minutos.

La mano en el corazón

No importa si estás sentado o de pie en ese momento, coloca tu espalda lo más enderezada posible. (Esto también se puede hacer muy bien en un momento en la oficina, en tu escritorio o en el metro). Cierra los ojos y luego coloca suavemente tu mano derecha en el pecho. La palma de tu mano debe estar sobre tu corazón. Siente el calor de tu mano ahí. Inhala y exhala profundo unas cuantas veces. Este gesto de protección señala a tu subconsciente que te estás cuidando bien a ti mismo. Una suave palabra pronunciada en voz baja, como «calma» o «quieto», refuerza el sentimiento positivo que se desprende de este gesto.

Reconoce los sentimientos

No todo lo que evaluamos «negativamente» es malo. Estos sentimientos pueden motivarnos para superar las dificultades y alcanzar una nueva meta. Cada sentimiento, ya sea positivo o negativo, debe ser afrontado con atención y en nuestro interior se le debe permitir la existencia, pues cumple una tarea determinada. La preocupación realista, por ejemplo, nos permite comportarnos de manera adecuada en situaciones difíciles, así que hay que brindarle espacio. A veces ayuda escribir nuestros sentimientos, hablar de ellos con otras personas o tratarlos de forma creativa, por ejemplo, pintando.

Científicos de la Universidad de Chicago dejaron que los estudiantes escribieran sus preocupaciones, miedos y pensamientos más íntimos durante diez minutos y encontraron así respuestas fisiológicas y de refuerzo inmunitario.

Escritura expresiva

Durante cinco o diez minutos escribe todos tus pensamientos y sentimientos de la forma más espontánea posible, sin pensar en ello y sin prestar atención a las faltas de ortografía o a la gramática. A continuación deja el papel a un lado, sin leer, y toma un breve descanso. Haz una pausa. Sube y baja los hombros tres veces e inhala y exhala con intensidad.

El objetivo del siguiente ejercicio es pasar menos tiempo cavilando, pero sin dejar de dar espacio a los sentimientos estresantes. Es adecuado en especial para las personas que tienen problemas recientes rondando en su cabeza y que se acumulan en una espiral de estrés.

La silla del pensamiento

Reserva un tiempo fijo para ti mismo, por ejemplo, todos los días 30 minutos después del desayuno. Durante este tiempo permítete afligirte, cavilar y darles muchas vueltas a los problemas, tanto como quieras. Sin embargo, cuando el tiempo se agote, pon estos pensamientos y sentimientos en una «silla» y déjalos allí. Después, estírate, sacude todo el cuerpo y vuelve a tu vida cotidiana. Por hoy ya has pasado suficiente tiempo cavilando y al día siguiente te ocuparás otra vez de tus preocupaciones durante exactamente 30 minutos. Tal vez entonces surjan nuevas situaciones. Quizá el descanso traiga soluciones creativas. En cualquier caso, también ganarás mucho tiempo para pensamientos y sentimientos positivos.

Anota aquí:
¿Qué ejercicio me gustó más sobre cómo afrontar los pensamientos negativos?

¿En qué situaciones cotidianas te gustaría volver a utilizar este ejercicio?

___

___

___

Dieta psicobiótica: colorida y diversa

Una amplia variedad de verduras y frutas no solo proporciona más sabor, sino también muchas sustancias valiosas. Deben incluirse todos los colores, en particular las verduras de color verde oscuro, que contienen mucho ácido fólico, así como las de color rojo y naranja, que indican antioxidantes. El ajo, la canela y las especias mediterráneas como el orégano, el romero y el tomillo también tienen un efecto positivo en el ánimo.

Si se come de acuerdo con las estaciones, en consecuencia, se vive más sano. Nuestros cuerpos están adaptados a ciertos alimentos según el clima. Las fresas pueden estar disponibles en temporada navideña, pero no se antojan en invierno. Idealmente, la fruta y la verdura deben ser de producción local y no ser recolectadas antes de la maduración para luego colocarlas en cámaras climáticas y transportarlas a través de largas distancias. No se necesitan productos químicos para conservarlas. Hay que sustituir la comida rápida y los alimentos precocinados con productos frescos. Las frutas y verduras han de consumirse «enteras», es decir, con todos sus ingredientes bioactivos, porque así proporcionan al organismo todo lo que necesita.

- *Come frutas y verduras siempre que sea posible, incluso como colación entre comidas.*
- *Intenta comer entre cinco y siete raciones al día.*
- *Dependiendo de tu tolerancia, puedes comer la mitad en crudo o una cantidad mayor al vapor, o cocinada en un wok.*
- *Ve de compras con la «regla del semáforo»: algo verde, algo amarillo y algo rojo para cada día.*
- *Duplica cada porción del «verde». Por ejemplo, si has estado comien-*

do una porción de verduras o vegetales crudos (como ensalada) a la hora de la comida, entonces multiplícalo por dos. Haz lo mismo en las otras comidas. No te preocupes, no engordarás por eso.

- *¿Has cultivado alguna vez brotes frescos? Se pueden añadir a ensaladas, verduras o sopas.*

Pasta de perejil para untar

- *50 g de semillas de girasol*
- *50 g de nueces de la India (sin sal)*
- *2 manojos de perejil*
- *2 dientes de ajo*
- *3 cucharadas de parmesano recién rallado*
- *2-4 cucharadas de aceite de oliva extra virgen*
- *1 cucharada de jugo de limón*
- *Sal de mar*
- *Pimienta blanca recién molida*

Preparación: En una sartén seca, tuesta a fuego medio las semillas de girasol y las nueces hasta que estén doradas. Déjalas enfriar y muélelas finamente con un procesador de alimentos.

Lava el perejil, sécalo, retira los tallos gruesos y pícalo finamente. Pela y pica finamente los ajos. Añade las semillas de girasol y las nueces molidas con el perejil y ajo picados, agrega el queso parmesano. Después vierte la mezcla en un procesador de alimentos. Agrega poco a poco el aceite de oliva hasta obtener una pasta suave.

Por último, sazona con jugo de limón, sal y pimienta al gusto.

Sugerencia: Guárdalo en el refrigerador, dentro de un recipiente hermético y cúbrelo con un poco de aceite de oliva. La pasta de perejil italiano se conserva ¡hasta dos semanas!

Rico en: hierro, calcio, cobre, magnesio, vitamina B1, biotina, ácidos grasos insaturados.

¡Favorable para una dieta de bajo índice glucémico!

También esta semana: movimiento

Destina una media hora esta semana. ☺

Día de la semana							
Hora							
Movimiento / Deporte							

Semana 7

Cultiva la gratitud y ayuda a los demás

Desarrollar la gratitud en cada situación de nuestra vida parece ser uno de nuestros recursos más fuertes contra los agobios del alma. Comienza esta semana con una meditación de respiración y toma consciencia de todo lo que puedes agradecer en la vida. A través de este tipo de meditación puedes practicar cómo escapar de ese carrusel de pensamientos que no te da tranquilidad. Incluso en aquellos casos en los que el siguiente pensamiento ya está frente a ti, al concentrarse en tu respiración siempre te será posible regresar al aquí y ahora. De esta manera mejorará tu autoconsciencia. Así percibirás más rápido, por ejemplo, cuando necesites un descanso, o bien el momento en el que a tu cuello le vendría bien un poco de movimiento.

Meditación de respiración y gratitud

Puedes estar sentado, de pie o recostado. Endereza la columna vertebral y relaja los hombros. Enfoca tu atención en la respiración. Al inhalar puedes sentir cómo el aire fluye en tu cuerpo y se expande. Al exhalar puedes sentir cómo el aire vuelve a salir del cuerpo. El siguiente paso es colocar las manos en el abdomen o incluso una sobre el pecho. Siente los movimientos de la respiración.

Es muy normal que surjan pensamientos, pero no te pierdas en ellos. Deja que pasen tal como las nubes pasan en el cielo. Vuelve una y otra vez al movimiento de la respiración. Después de un rato termina esta meditación de manera consciente con una respiración. Mué-

vete y estírate preguntándote cómo has experimentado la meditación. ¿Cómo se siente tu cuerpo? ¿Cómo se siente tu mente? Después inhala y exhala tres veces más y recuerda todas las cosas por las cuales tienes que estar agradecido en la vida.

Las investigaciones demuestran que la gratitud tiene diferentes facetas. En el Greater Good Science Center de la Universidad Davis de California, Estados Unidos, el profesor de psicología Robert Emmons explica que hay un breve sentimiento de gratitud, por ejemplo, cuando recibimos un regalo o cuando se nos premia con algo. Sin embargo, la gratitud profunda es una forma de vida. La vida se percibe como un regalo. En el caso de las malas experiencias, estas son a veces un reto, pero también quedan pequeños momentos de gratitud, como la sonrisa de un desconocido o el apoyo que se recibe de los demás. Si aprendes a cultivar esos momentos, sentirás gratitud en todas las situaciones de la vida. Recuerda el ritual de los momentos de felicidad (véase semana 1).

Da felicidad sin esperar algo a cambio (actos aleatorios de bondad)

En Estados Unidos hay un día en el que todos los estadounidenses están llamados a practicar «actos aleatorios de bondad», es decir, buenas acciones al azar. La Universidad de Yale pudo demostrar que las personas felices son las más motivadas para hacer algo bueno por los demás. Incluso se sienten mejor después de hacerlo. Donar también tiene un efecto positivo.

Te invito a realizar esta semana siete actos de bondad distintos. No importa si los haces en un día o los repartes a lo largo de toda la semana. No se trata de invertir mucho tiempo, pero los actos deben ser realmente de ayuda para otras personas. Por ejemplo, puedes ayudar a un compañero en el trabajo o donar una pequeña cantidad de dinero a una organización cuya actividad consideres importante. Puedes donar sangre, felicitar a alguien o escribir una pequeña nota de agradecimiento.

Importante: Al final de cada día, debes escribir estas acciones que has hecho por los demás. Haz un balance después de la semana y ten presente cuánta felicidad y bondad has traído a este mundo. Este ejercicio te ayudará a luchar contra los sentimientos de impotencia y desamparo.

Al final de esta semana habrá otro ejercicio que tendrá un gran impacto en tu satisfacción.

Carta de agradecimiento

Piensa en una persona viva que haya marcado una gran diferencia en tu vida. A continuación, destina media hora para escribirle una carta llena de sinceridad. Describe por qué esta persona te conmovió y por qué se convirtió en alguien tan significativo. Puedes guardar la carta para ti mismo y percibir el efecto del sentimiento de gratitud en ti mismo. Sin embargo, es más eficaz si visitas a la persona y le lees la carta frente a frente. Si esto no es posible, puedes utilizar el teléfono o hacer una videollamada. Una carta de agradecimiento como esta es un medio poderoso que puede cambiar la vida de alguien.

Meditación metta para uno mismo

Esta meditación de bondad amorosa *(metta)* ayuda a desarrollar más aceptación y buena voluntad hacia uno mismo. Abre el corazón para recibir más gratitud, satisfacción y felicidad.

Cuando se alinea la mente con los «deseos *metta*», se evita llenarla de pensamientos negativos. Con la práctica de esta meditación *metta* se crea una base de buena voluntad continua que surte efecto en todas las relaciones y los encuentros de la vida.

- *Asume una postura de meditación en la que te sientas bastante relajado y al mismo tiempo tranquilo. Puedes sentarte con las piernas cruzadas o recostarte en una superficie blanda. Imagina que el sol brilla sobre tu cuerpo y que te sientes cálido y seguro.*
- *Concéntrate en percibir la superficie de tu cuerpo en el suelo y dibuja el contorno de la zona de contacto en tu imaginación.*
- *Ahora mueve tu atención a la zona de tu cuerpo que llamas «mi corazón». ¿Dónde está tu corazón en tu imaginación? No tiene por qué ser el lugar donde late tu corazón físico. Percibe este espacio*

alrededor de tu corazón y permite que se convierta en algo amplio y abierto.
- *Imagina que el espacio de tu corazón se inunda de luz solar y que allí surge una hermosa flor. Observa el florecimiento en su belleza y perfección natural. ¿De qué color es? ¿Cómo es su fragancia? Observa cómo el espacio de tu corazón se inunda del color y de la agradable fragancia de esta flor, y cómo esta continúa abriéndose.*
- *Desde lo más profundo de tu corazón, dite a ti mismo: «Que sea feliz». Repite esta frase varias veces. ¿Se siente bien? Si no te gusta esta elección de palabras, puedes también decir: «Que tenga una vida en paz».*

Si después de unos minutos esta frase suena coherente, pasa a la segunda frase de *metta*. Ahora se trata del deseo de vivir libre de peligros. Una versión es: «Que pueda vivir libre de peligros internos y externos». O puedes decirte a ti mismo: «Que me sienta seguro y protegido» o «Que viva seguro y protegido».

- *Prueba diferentes versiones de la frase para descubrir qué expresión te da seguridad interior. Si quieres elegir tus propias palabras, entonces formula un deseo positivo, corto y conciso.*
- *En cuanto la segunda frase suene coherente, añádela a la primera y repite los dos deseos varias veces seguidas: «Que sea feliz. Que me sienta seguro y protegido».*

Aunque al principio te resulte extraño, habla contigo mismo de manera que sientas que lo que dices se refiere de verdad a ti. ¿Qué sensaciones provoca en tu cuerpo? ¿Qué sentimientos aparecen? Las frases irán adquiriendo un ritmo natural y te darás cuenta de que apenas puedes pensar en otra cosa. Practica la concentración. Al estar ocupado con pensamientos positivos, entrarán cada vez menos pensamientos negativos en tu consciencia.

Ahora deja un poco de lado las primeras dos frases y pasa a la tercera frase metta: *«Que esté saludable». Repite esta frase durante unos minutos.*

Luego añádela a las dos primeras frases metta:

«Que sea feliz. Que me sienta seguro y protegido. Que esté saludable».

Por último, agrega la cuarta frase: «Que viva sin preocupaciones» o «Que vaya por la vida sin preocupaciones». Quizás también: «Que me cuide bien con un corazón ligero». Prueba esta frase hasta que parezca coherente.

Ahora agrega esta frase a los otros deseos, uno después del otro, en el mismo orden:

«Que sea feliz».
«Que me sienta seguro y protegido».
«Que esté saludable».
«Que viva sin preocupaciones».

Quizá notarás que a menudo olvidas ciertas frases, que el orden se confunde o que de repente no recuerdas cómo iba la siguiente. Estas dificultades de concentración son parte del ejercicio. Te das cuenta del error, pero continúas sin juzgarte y sigues buscando la secuencia simple y clara de los cuatro deseos *metta.*

Puedes pronunciar los deseos *metta* tanto tiempo y tan a menudo como desees. A algunas personas esto les remuerde la consciencia. Temen convertirse en personas egocéntricas. Pero el egoísmo se basa en el vacío interior y el anhelo de amor. *Metta* cura el anhelo de atención. Los que practican *metta* prestan atención a sí mismos y de inmediato se vuelven más abiertos y amorosos con sus semejantes.

Anota aquí:
¿Cuál de los ejercicios de gratitud me ha gustado más esta semana?

¿Hay alguien a quien recomendaría este ejercicio?

____

____

____

Dieta psicobiótica: reduce las proteínas animales

La dieta integral mediterránea psicobiótica no es por completo vegetariana ni vegana. La carne y el pescado no se recomiendan de manera expresa, pero se toleran: una o dos comidas de carne, de preferencia de granjas orgánicas; también dos o tres huevos a la semana. Los embutidos como las salchichas tienen demasiada grasa y sal, así como hierro hemo y nitrosaminas, que resultan perjudiciales.

No se sabe si un consumo moderado de carne como este es perjudicial para la salud. Sin embargo, el consumo elevado de carne aumenta la cantidad de ácido araquidónico en el cuerpo, lo que promueve las inflamaciones. Un estudio estadounidense lo relaciona con un aumento significativo de episodios de depresión y suicidio.

Sin embargo, en general, la dieta y el estilo de vida, en su complejidad, parecen ser mucho más importantes que la cuestión sobre el consumo de mucha o poca carne. Aun así, hay que reducir de manera significativa las proteínas animales y sustituirlas por proteínas vegetales.

Haz una revisión individual:

- ¿Comes carne todos los días? ¿Consumes habitualmente embutidos? ¿En qué comidas podrías sustituir estos alimentos con alimentos de origen vegetal?
- Busca recetas específicas con legumbres, como lentejas, chícharos o frijoles, y sustituye con ellas una comida con carne.
- ¿Te gusta el pescado? Dos veces a la semana podrías comer salmón (asegúrate de que sea orgánico, aunque esté más caro), arenque, caballa, sardina o trucha, con valiosos ácidos grasos omega-3.

- De preferencia compra leche y productos lácteos bajos en grasa y elige, de entre la amplia gama de quesos, aquellos con menor contenido de grasa, por ejemplo, queso feta, mozzarella o parmesano. Estos productos tienen una mayor cantidad de proteínas en relación con la cantidad de grasa.
- Busca también productos de origen no animal ricos en proteínas. Prueba el tofu o un yogur de coco o de soya. Estos productos son más sustentables que los productos animales desde un punto de vista ecológico.

Y de nuevo: movimiento

¿Cómo te va con tu combinación personal de ejercicios matutinos, *power walking,* otras sesiones de movimiento o ejercicios de fuerza?☺

Día de la semana							
Hora							
Movimiento / Deporte							

Semana 8

Mantén los contactos sociales y deja entrar el amor

La conexión funciona en ambos sentidos, tanto el vínculo contigo mismo como el vínculo con los demás. La capacidad de tratarte a ti mismo con cariño y sin juicios críticos te permite relacionarte y conectar con los demás. Esto es importante para tu equilibrio mental.

Por ello, en esta última semana te invitamos a conocer mejor tu red social y a reflexionar sobre tu relación con las otras personas, sobre el amor en general y el amor propio. Este es un capítulo que por sí mismo merecería un curso de ocho semanas. En él encontrarás una selección de ejercicios efectivos.

Sonrisa interior

Esta semana elige una ruta concreta para practicar un pequeño ejercicio, puede ser el camino al metro o el corto paseo a la tienda de la esquina. El día de hoy no bajes la mirada cuando te topes de frente con otra persona desconocida. Intenta abrir tu corazón, regalando una sonrisa interior invisible a cada persona con la que te cruzas en el camino.

Si así lo sientes, puedes ir un paso más lejos y desearles un buen día a las personas que te encuentras, siempre de manera interna. Esto tiene un efecto positivo en tu propia vida emocional. No es necesario que la otra persona lo note, aquí lo que importa eres tú. El gran arte de este ejercicio de meditación es desear de manera consciente cosas buenas, incluso a personas desagradables o poco simpáticas. Recuerda, sonreír es la mejor manera de mostrar seguridad y fortaleza.

El siguiente ejercicio no tiene que ver con la cantidad, sino con la calidad de tus relaciones. Hay gente que conoce a muchas personas y sigue sintiéndose sola. Otros viven solos y se sienten bien así. Y hay relaciones que desde el exterior parecen muy cercanas y conectadas, pero al examinarlas más de cerca se percibe una gran tensión, que les pesa a los implicados. Para reforzar los poderes de autocuración, vale la pena observar nuestra red social y aclarar dónde están sus puntos débiles y fuertes. Tal vez esta reflexión te sirva también para hablar con los integrantes de tu red social.

Visualiza la red social

Visualiza tu red social, tus amigos, tus relaciones, tus colegas, la gente con la que estás cada día. Dibuja esta red en una hoja de papel. Traza un punto o símbolo grande en el centro, ese punto eres tú. Luego coloca a las personas que están cerca de ti y elige la distancia que por intuición sientes entre tú (el punto en el centro) y las personas.

Después comprueba tú mismo si las distancias que calculaste son correctas. ¿Tal vez quisieras, en el papel, acercarte más a ciertas personas y pasar más tiempo con ellas? ¿Hay también personas que te molestan o no son buenas para ti? ¿A lo mejor quisieras incluso alejarlas?

Puede ser revelador dibujar sobre una hoja de papel diferentes flechas en ambas direcciones entre tú y las personas en el papel. El grosor de la línea que las une también puede variar. Así se puede indicar la cantidad de energía que dedicas a una relación y la atención que recibes de la otra persona.

¿Qué notas cuando observas tu red social? ¿Surge algo de lo que no eras consciente antes? ¿Estás satisfecho con tu red social? ¿Hay algo que te gustaría cambiar?

Anota aquí:
¿Con quién te gustaría pasar más tiempo en el futuro?

____

____

____

¿Qué personas conoces poco y te gustaría conocer mejor?

____

____

____

Llega al sentimiento de amor

Para el misterio de esta vida humana, entrenarnos en el *mindfulness* es un gran regalo de vitalidad y conexión. Has estado practicado de manera intensa el *mindfulness* y el autocuidado durante las últimas semanas. Ahora puedes darlo a otros con el corazón abierto y así fortalecer su alma y su psique. La combinación entre una auténtica atención y la amabilidad abre las puertas a nuevos aprendizajes en la vida. Uno de ellos es la comprensión del amor, que todo lo conecta.

En nuestra clínica de medicina natural hemos aprendido que a muchos pacientes les beneficia desarrollar la bondad amorosa hacia ellos mismos y, después también, hacia los demás. A menudo nos damos cuenta de cómo incluso las relaciones más enmarañadas se aclaran. La meditación de respiración y gratitud que aprendiste durante la séptima semana es un arte que implica el desarrollo de la bondad del corazón y el perdón. Una vez que hayas experimentado los beneficios que la meditación *metta* te brinda, podrás transmitirlos a los demás.

Meditación sobre el amor a los demás

- *Colócate en una postura de meditación en la que puedas relajarte y al mismo tiempo tomar consciencia de ti mismo. Imagina que el sol brilla agradablemente sobre tu cuerpo y que te sientes seguro.*
- *Concentra tu atención en la zona donde tu cuerpo entra en contacto con el suelo. Traza en tu imaginación los contornos de esta zona.*
- *Concentra tu atención en el área del corazón porque se puede hacer más suave y amplia con cada respiración.*
- *Si lo deseas, coloca una mano en esta zona y siente el calor. El tacto te ayudará a poner atención en ti mismo de forma cariñosa y amorosa.*

- *Ahora repite tus cuatro frases* metta *durante un rato, ya sea las que has elaborado para ti mismo, o las cuatro frases tradicionales:*
  - *«Que sea feliz».*
  - *«Que me sienta seguro y protegido».*
  - *«Que esté saludable» o «Que encuentre la cura».*
  - *«Que viva sin preocupaciones» o «Que tenga una vida tranquila».*
- *El calor que fluye desde tu corazón puede cambiar el entorno de tu cuerpo y el espacio en el que te encuentras. Así como los rayos de luz se extienden sin esfuerzo en todas las direcciones, también tus deseos* metta *se extienden y tocan a todos los seres a los que desees brindar una atención especial.*
- *Ahora recuerda a una persona que haya contribuido a tu bienestar, alguien que te haya apoyado y aceptado tal como eres. ¿Tal vez algún maestro o un mentor? Quizá recuerdes a un profesor, o a un viejo amigo o familiar que te ayudó a abrirte camino.*
- *Tal vez se genere así un sentimiento de gratitud por lo que esta persona ha hecho por ti o por lo que te permitió hacer. Permanece unos momentos en este sentimiento. Esto puede ayudarte a abrir tu corazón (pero también a abrirte a ti mismo) ante los demás.*
- *Imagina a esta persona sentada frente a ti, a una distancia que sea cómoda y que al mismo tiempo mantenga la sensación de accesibilidad.*
- *Ahora dirige a tu persona elegida las frases* metta *que te has dicho a ti mismo, imaginando que sale desde el área de tu corazón.*
  - *«Que seas feliz».*
  - *«Que te sientas seguro y protegido».*
  - *«Que estés saludable» o «Que encuentres la cura».*
  - *«Que vivas sin preocupaciones» o «Que tengas una vida tranquila».*
- *Ahora elige a un amigo de tu entorno cotidiano. Transmite a esta persona tus deseos* metta *de la misma manera.*
- *Si te parece bien, también puedes enviar deseos* metta *a otras personas o a un grupo de personas, compañeros de trabajo, tal vez al equipo del hospital que te ha ayudado a ti o a alguien importante para ti en una situación difícil.*

- *Si tienes la sensación de que el espectro se hace demasiado grande, puedes volver a hacerlo más pequeño. Además, puedes regresar y dirigirte en cualquier momento a ti mismo con tus buenos deseos.*
- *Si lo deseas, haz más amplio el círculo. Envía deseos* metta *a todas las personas que sufren dolor en este momento, a los que están en la cárcel, a todos los que están naciendo o terminando su vida.*
- *Deja volar tu intuición. Cuanto más se expanda tu corazón hacia el mundo, menos podrás ver a quién se dirige. Esto es perfectamente correcto. Piensa en personas, animales, plantas, en cualquiera que necesite tu afecto y atención. Si este espectro es demasiado grande para ti, mantenlo más pequeño, más cerca de ti, con personas concretas.*

Tarde o temprano, la claridad de tus pensamientos *metta* dará frutos. En ese momento sabrás cuáles son esos resultados. Se dará cuando muestres paciencia y generosidad hacia los demás, en aquellas situaciones en las que normalmente te muestras hermético, cuando escuches con atención a los demás, quizá cuando de forma empática te pongas del lado de un amigo que es infeliz, o bien cuando te puedas alegrar incondicionalmente por alguien.

Dieta psicobiótica: ¡limpiando la alacena!

El azúcar de uso doméstico se diferencia de casi todos los alimentos por la ausencia total de ingredientes benéficos. Además, utiliza varios nutrientes, en especial las vitaminas del grupo B, para descomponerse, al igual que la harina blanca tipo 405 (que posee el contenido máximo de gluten). El azúcar no solo se encuentra en los dulces, sino también en muchos productos preparados, como las salchichas, la salsa cátsup, el salmón ahumado y las cremas de queso. La fructosa no es una alternativa porque propicia el hígado graso. Sobre todo son desfavorables las glucosas industrializadas, la isoglucosa o el jarabe de glucosa-fructosa. Se sospecha que causan daños a un nivel celular y deben evitarse de manera estricta.

No compres más productos que indiquen que contienen azúcar, glucosa o fructosa en primero, segundo o tercer lugar de la lista de ingredien-

tes, porque eso implica que constituye la mayor parte del alimento. El azúcar también se disfraza con nombres químicos, por ejemplo, manosa o lactosa (busca la terminación -osa). Hay una cantidad bastante elevada de azúcar en los cereales del desayuno, que mucha gente cree de manera errónea que son saludables. Los yogures y los productos derivados de lácteos por lo general también suelen estar muy azucarados. Aconsejamos evitar los edulcorantes químicos como la asparagina o la fenilalanina. Ten cuidado con la miel procesada, el jarabe de agave o de pera y similares. La solución no es sustituir el azúcar aislado por la misma cantidad de miel, jarabe o edulcorante, sino ir reduciendo el umbral de la sensación gustativa de lo dulce. En lugar de azúcar, utiliza fruta fresca, fruta cocinada, fruta seca remojada y (con moderación) miel no procesada. Todos estos azúcares contienen valiosos nutrientes.

Dedica una mañana o una tarde a limpiar tu cocina. Tira todo lo que contenga cantidades significativas de azúcar o los jarabes y edulcorantes mencionados anteriormente. También hay que tener cuidado con la incorporación de los llamados aditivos alimentarios. Lo mejor es eliminar de tu alacena cualquier producto que tenga más de dos o tres aditivos químicos en la lista de la etiqueta, además del azúcar.

No te detengas: ejercicio

Esperamos que a estas alturas hayas disfrutado el ejercicio y hayas encontrado la combinación adecuada del mismo. Mientras más frecuente puedas realizar tus actividades al aire libre, mejor.

Planifica también esta semana tu ejercicio y coloca una carita sonriente debajo de cada sección que hayas completado para felicitarte por tus progresos. ☺

Día de la semana							
Hora							
Movimiento / Deporte							

En perspectiva: ¿Y ahora...?

Has llegado ya al final de nuestro programa de ocho semanas para el alma estresada. Esperamos que hayas tenido éxito, que te sientas mejor y que hayas podido aprender mucho. ¿Pudiste integrar a tu vida los ejercicios de manera que ahora te gustaría continuar con ellos? Este libro puede servir siempre de referencia para que pruebes algo nuevo o profundices en un ejercicio concreto.

A través de los ejercicios te has acercado a ti mismo, has desarrollado compasión por ti mismo, aprendiste sobre el *mindfulness* y cambiaste tu dieta. Si también has practicado ejercicio, entonces has hecho todo lo posible para mejorar tu bienestar mental y espiritual. Para comprobarlo, te invitamos a que por último utilices una vez más la escala que respondiste al principio. Seguramente tendrás curiosidad por ver si tu puntuación ha cambiado en comparación con el inicio del programa de ocho semanas.

A continuación, te presentamos una lista con algunas afirmaciones sobre los sentimientos y pensamientos. Por favor, marca la opción que mejor describa tu experiencia durante las dos últimas semanas.

DECLARACIONES	Durante las últimas 2 semanas				
	NUNCA	RARA VEZ	A VECES	A MENUDO	SIEMPRE
1. Me sentí optimista sobre el futuro.	1	2	3	4	5
2. Colaboré con alguien o lo ayudé.	1	2	3	4	5
3. Me sentí relajado.	1	2	3	4	5
4. Me sentí interesado por otras personas.	1	2	3	4	5
5. Tuve mucha energía.	1	2	3	4	5
6. Afronté bien los problemas.	1	2	3	4	5
7. Pude pensar con claridad.	1	2	3	4	5
8. Me sentí bien.	1	2	3	4	5
9. Me sentí cerca de otras personas.	1	2	3	4	5
10. Me sentí confiado.	1	2	3	4	5
11. Fui capaz de tomar decisiones.	1	2	3	4	5
12. Me sentí amado.	1	2	3	4	5
13. Me sentí interesado por cosas nuevas.	1	2	3	4	5
14. Me sentí alegre.	1	2	3	4	5

Fuente: Warwick-Edinburgh Mental Well-Being Scale (WEMWBS).

Evaluación

Suma todos tus puntos y anota el número total que has conseguido al completar el programa de ocho semanas.

Total de puntos: ____________________

Ve a la página 176 y compara tu puntuación con la del principio del programa.

Si has practicado con regularidad, seguramente ya puedes ver los primeros éxitos en dirección a un mayor equilibrio. Puedes repetir todos estos ejercicios una y otra vez y, de esta manera, ir adentrándote en una vida satisfactoria.

Guarda todo lo que te haya resultado útil en las últimas semanas. Ahora has construido rutinas saludables de *mindfulness*, nutrición, ejercicio y orientación de pensamientos positivos que enriquecerán tu vida cotidiana.

Con esto nos despedimos y de todo corazón te deseamos lo mejor.

Objetivos, tareas y planeación de tiempo para el Programa de ejercicios de 8 semanas

Semana 1	Tema	Ejercicio	Cada día	Dieta psicobiótica
	Ser amable contigo mismo y cuidarte	Minirrelajación	20-30 minutos de movimiento	Alimentos ricos en fibra para un microbioma saludable
		Movimiento matutino /*qigong*/ palmadas a los meridianos/ mover las articulaciones	Rutina diaria matutina	
			Escribir en el diario de los momentos felices	

Semana 2	Tema	Ejercicio	Cada día	Dieta psicobiótica
	Poner en pausa las preocupaciones: ¡planificar la felicidad!	Aprovechar las pausas ocultas	20-30 minutos de movimiento	Prebióticos y probióticos
		Masaje de manos o masaje de pies	Rutina diaria matutina	
		Reactivar las buenas estrategias	Escribir en el diario de los momentos felices	
		Instrucciones para caminata		

Semana 3	Tema	Ejercicio	Cada día	Dieta psicobiótica
	Cronobiología: encuentra tu propio ritmo	Compresa de lavanda sobre el corazón/ baño caliente con lavanda/ remedios de medicina natural a base de hierbas	20-30 minutos de movimiento	Alimentación que favorece el sueño
		Técnicas de emergencia para las noches de insomnio	Rutina diaria matutina	
		Té para dormir	Escribir en el diario de los momentos felices	
		Rutinas y estrategias para favorecer el sueño		
		Autotratamiento de acupresión con 5 puntos		
		Instrucciones detalladas para los ejercicios de fuerza cotidianos		

Semana 4	Tema	Ejercicio	Cada día	Dieta psicobiótica
	Mindfulness: llegar a dónde estás	Meditación caminando	20-30 minutos de movimiento	Alimentación consciente con placer
		Consciencia en la cotidianidad	Rutina diaria matutina	
		Escaneo corporal	Escribir en el diario de los momentos felices	
			Ejercicio diario para la consciencia en la cotidianidad o meditación	

Semana 5	Tema	Ejercicio	Cada día	Dieta psicobiótica
	Percibir y cambiar los pensamientos estresantes	Pensamientos agobiantes/ pensamientos útiles/ *reframing*	20-30 minutos de movimiento	Los aceites y las grasas buenas
		Reconocer las trampas del pensamiento	Rutina diaria matutina	
		Técnica Heart Coherence™	Escribir en el diario de los momentos felices	
			Ejercicio diario para la consciencia en la cotidianidad o meditación	

Semana 6	Tema	Ejercicio	Cada día	Dieta psicobiótica
	Manejo consciente de los sentimientos	La mano en el corazón	20-30 minutos de movimiento (practicando MB, *power walking*, ejercicios de fuerza según las preferencias personales)	Nutrición psicobiótica: colorida y diversa
		Escritura expresiva	Rutina diaria matutina	
		La silla de pensamiento	Escribir en el diario de los momentos felices	
			Ejercicio diario para la consciencia en la cotidianidad o meditación	

Semana 7	Tema	Ejercicio	Cada día	Dieta psicobiótica
	Cultivar la gratitud y ayudar a los demás	Meditación de respiración y gratitud	20-30 minutos de movimiento	Reducir las proteínas animales
		Profundizar y recordar el ritual de los momentos felices	Rutina diaria matutina	
		Carta de agradecimiento	Escribir en el diario de los momentos felices	
		Meditación *metta* para uno mismo	Ejercicio diario para la consciencia en la cotidianidad o meditación	

Semana 8	Tema	Ejercicio	Cada día	Dieta psicobiótica
	Mantener los contactos sociales y dejar entrar el amor	Sonrisa interior: ejercicio para más satisfacción y balance	20-30 minutos de movimiento	Limpiando la alacena: elimina el azúcar
		Visualizar la red social	Rutina diaria matutina	
		Meditación *metta* para para los demás	Escribir en el diario de los momentos felices	
			Ejercicio diario para la consciencia en la cotidianidad o meditación	

Agradecimientos

Uno de nuestros hallazgos más importantes en los últimos años del trabajo clínico-científico de mi cátedra y en la Clínica de Medicina Natural Integrativa en Essen es el efecto positivo de las terapias de medicina natural y medicina mente-cuerpo y el efecto positivo en los sentimientos y el bienestar mental de nuestros pacientes. Por lo tanto, este iba a ser un libro inusual —pues, al fin y al cabo, no todo el mundo piensa en la psique cuando piensa en la medicina natural—, así que tuvimos muchas discusiones inusuales, entre todas las disciplinas.

En este proceso fue útil que muchas disciplinas no médicas estuvieran representadas en nuestra clínica, tanto en el departamento de investigación como en el campo de la terapia reguladora o de orden. Siete psicólogos de la Cátedra y de la Clínica de Medicina Natural han hecho importantes contribuciones a este libro: Dennis Anheyer, Holger Cramer, Heidi Haller, Melanie Höxtermann, Maren Hulisz, Anna Katharina Koch y Sonja Wrubel. Agradezco también, por las fructíferas discusiones, a Gesa Jansen-Schauer, psicóloga directora y al Prof. Dr. Martin Schäfer, director de la Clínica de Psiquiatría, Psicoterapia, Psicosomática y Medicina de las Adicciones, quien también es nuestro socio en la creación de una clínica psicosomática integradora en las Clínicas Evangélicas de Essen-Mitte.

Petra Klose, del departamento de investigación, contribuyó con sus conocimientos e investigaciones al trabajo de las directrices. Sin Anna Paul, científica de la salud y responsable de la medicina mente-cuerpo en mi clínica, jamás habrían surgido muchos de los enfoques que promueven la salud y fortalecen el alma. Anna Paul ha reflexionado mucho sobre cómo nuestro conocimiento médico se convierte en un comportamiento consciente sobre la salud y la mente. Junto a Christiane Pithan desarrolló el programa de ocho semanas.

Mi familia también participó en el tema: mi esposa Karin von Kleist-Dobos, que se dedica a los temas de estilo de vida y al coaching, y mi hija Aniko Dobos como joven médica. Nuestra hija Marika Dobos ha trabajado como psicóloga en el contenido de este libro. Pude discutir el contenido con ella y agudizar mi perspectiva.

Por último, me gustaría dar las gracias a Jens Schadendorf, que me ha asesorado con sus muchos años de experiencia, y a la editorial Scorpio, en especial a Dagmar Olzog. Mi más especial agradecimiento es para Petra Thorbrietz que, con sus conocimientos y su brillantez lingüística, ha reunido de forma excelente la esencia de nuestra experiencia y las ideas para este libro.

Me gustaría dar las gracias a todas estas personas por apoyarme a mí y al libro, por sus ideas, sugerencias, críticas y visiones. Nuestro objetivo común era la visión de ayudar a las personas a fortalecerse mentalmente, y con el buen espíritu que ha surgido en esta colaboración, esto solo puede tener éxito.

¡Muchas gracias!

Bibliografía

Prólogo: ¡Siento, luego existo!

Servant-Schreiber, D.: *Die neue Medizin der Emotionen: Stress, Angst, Depression: Gesund werden ohne Medikamente.* Múnich, 2003.

1. La red de la memoria corporal

Damásio, A.: *Ich fühle, also bin ich. Die Entschlüsselung des Bewusstseins.* Múnich, 2000, pp. 73, 172 y ss., y 178.

______: *Der Spinoza-Effekt. Wie Gefühle unser Leben bestimmen.* Múnich, 2003, pp. 48 y ss.

Gigerenzer, G.: «Interview» (en línea http://www.forschungsnetzwerk.at/downloadpub/Interview-Gigerenzer-bauch-ratio-entscheidung.pdf; consultado: 5 de agosto 2020).

Kandasamy, N., Garfinkel, S. N., Page, L., Hardy, B.: «Interoceptive Ability Predicts Survival on a London Trading Floor!». *Scientific Reports* 2016. DOI: 10.1038/srep32986.

Knutson, B. *et al.*: «Neural predictors of purchases». *Neuron* 2007; 53(1): 147-156. DOI: 10.1016/j.neuron.2006.11.010.

Pollatos, O., Kirsch, W., Schandry, R.: «On the relationship between interoceptive awareness, emotional experience and brain processes». *Cognitive Brain Research* 2005b; 23: 948-962.

2. Miedo y alegría: los polos de nuestras vidas

Cohen, S., Doyle, W. J., Turner, R. B., Alper, C. M., Skoner, D. P.: «Emotional Style and Susceptibility to the Common Cold». *Psychosomatic Medicine* 2003; 65(4): 652-657. DOI: 10.1097/01.psy.0000077508.57784.da.

Coles, N.A., Larsen, J. T., Lench, H.: «A meta-analysis of the facial feedback literature: Effects of facial feedback on emotional experience are small and variable». *Psychological Bulletin* 2019. DOI: 10.1037/bul0000194.

Damásio, A.: *Ich fühle, also bin ich: Die Entschlüsselung des Bewusstseins.* TB. Múnich, 2002.

Danner, D. D., Snowdon, D. A., Friesen, V. W.: «Positive emotions in early life and longevity: findings from the nun study». *J. Pers. Soc. Psychol.* 2000;80:804-813.

Darwin, C.: *The expression of the emotions in man and animals.* 3ra edición 1998, (Editor: Ekman, P.). Londres, 1872.

Enck, P., Frieling, T., Schemann, M.: *Darm an Hirn.* Friburgo de Brisgovia, 2017.

Little, A. C., Jones, B. C., DeBruine, L. M.: «Facial attractiveness: evolutionary based research». *Philos. Trans. R. Soc. Lond. B. BiolSci.* 2011; 366(1571): 1638-1659. DOI: 10.1098/rstb.2010.0404.

Rubinstein, H.: *Heilkraft Lachen.* Berna/Stuttgart, 1985.

Segerstrom, S. C., Taylor, S. E., Kemeny, M. E., Fahey, J. L.: «Optimism is associated with mood, coping, and immune change in response to stress». *J. Pers. Soc. Psychol.* 1998; 74(6): 1646-1655.

Sonnby-Borgström, M.: «Automatic mimicry reactions as related to differences in emotional empathy». *Scandinavian Journal of Psychology* 2002;43:433-443.

3. Ser tocado: una sensación única

Decety, J., Fotopoulou, A.: «Why empathy has a beneficial impact on others in medicine: unifying theories». *Front Behav Neurosci* 2014;8457. Publicado en línea: 14 de enero 2015. DOI: 10.3389/fnbeh.2014.00457.

Enck, P., Bingel, U., Schedlowski, M., Rief, W.: «The placebo response in medicine: minimize, maximize or personalize?». *Nat. Rev. Drug Discov.* 2013; 12(3): 191-204. DOI: 10.1038/nrd3923.

Field, T. *et al.:* «Yoga and massage therapy reduce prenatal depression and prematurity». *J. Bodyw. Mov. Ther.* 2012; 16(2): 204-209. DOI: 10.1016/j.jbmt.2011.08.002. Epub 23 de septiembre 2011.

Goldstein, P. *et al.:* «The role of touch in regulating inter-partner physiological coupling during empathy for pain». *Scientific Reports 7,* número de artículo: 3252 (2017). DOI:10.1038/s41598-017-03627-7.

Greenberg, G.: «What If the Placebo Effect isn't a Trick?». *New York Times Magazine* 7 de septiembre 2018. (en línea: https://www.nytimes.com/2018/11/07/magazine/placebo-effect-medicine.html; consultado: 4 de agosto 2020).

Hall, K. T., Loscalzo, J., Kaptchuk, T. J.: «Genetics and the placebo effect: the placebome». *Trends Mol. Med.* 2015; 21(5): 285-294. DOI: 10.1016/j.molmed.2015.02.009. Epub 14 de abril 2015. PMID: 25883069.

Harlow, H. F.: «The nature of love». *American Psychologist* 1958; 13(12): 673-685. DOI: 10.1037/h0047884.

Hou, W.-H.: «Treatment effects of massage therapy in depressed people: a meta-analysis». *J. Clin. Psychiatry* 2010; 71(7): 894-901.

Schedlowski, M., Enck, P., Rief, W., Bingel, U.: «Neuro-Bio-Behavioral Mechanisms of Placebo and Nocebo Responses: Implications for Clinical Trials and Clinical Practice». *Pharmacol. Rev.* 2015; 67(3): 697-730. DOI: 10.1124/pr.114.009423.

4. Alta tensión por estrés

Haller, H., Cramer, H., Lauche, R., Dobos, G.: «Somatoform disorders and medically unexplained symptoms in primary care – a systematic review and meta-analysis of prevalence». *Dtsch. Arztebl. Int.* 2015; 112(16): 279-287. DOI: 10.3238/arztebl.2015.0279.

Porges, S. W.: *The Polyvagal Theory: Neurophysiological Foundations of Emotions, Attachment, Communication, and Self-Regulation.* Nueva York, 2011.

Roth, G., Strüber, N.: *Wie das Gehirn die Seele macht.* Stuttgart, 2014.

Stubbs, B. *et al.*: «An examination of the anxiolytic effects of exercise for people with anxiety and stress-related disorders: A meta-analysis». *Psychiatry Res.* 2017; 249: 102-108. DOI: 10.1016/j.psychres.2016.12.020. Epub 6 de enero 2017.

5. La psique y el sistema inmunitario

D'Acquisto, F., Rattazzi, L., Piras, G.: «Affiliations expand. Smile—It's in your blood!». *Biochem. Pharmacol.* 2014; 91(3): 287-292. PMID: 25107703. DOI: 10.1016/j.bcp.2014.07.016.

D'Acquisto, F. «Affective immunology: where emotions and the immune response converge». *Dialogues Clin. Neurosci.* 2017; 19(1):9-19.

Pressman, S. D., Cohen, S.: «Does Positive Affect Influence Health?». *Psychological Bulletin* 2005; 131(6): 925-971.

Rosenkranz, M. A. *et al.*: «Affective style and in vivo immune response: Neurobehavioral mechanisms». *PNAS* 2003; 100(19): 11148-11152. DOI: 10.1073/pnas.1534743100.

6. Líneas de vida: desde las penas de amor hasta las arrugas por la risa

APA Guidelines for Psychological Practice with Boys and Men, agosto 2018 (en línea: https://www.apa.org/about/policy/boys-men-practiceguidelines.pdf; consultado: 12 de julio 2020).

Baker, B. *et al.*: «Marital Support, Spousal Contact and the Course of Mild Hypertension». *J. Psychosom. Res.* 2003; 55(3): 229-33. DOI: 10.1016/s0022-3999(02)00551-2.

Hendriksen, E.: «How to Fight Toxic Masculinity». *Scientific American* 26 de julio 2019 (en línea: https://www.scientificamerican.com/article/how-tofight-toxic-masculinity/; consultado: 5 de agosto 2020).

Holt-Lunstad, J. *et al.*: «Loneliness and Social Isolation as Risk Factors for Mortality: A Meta-Analytic Review». *Perspect. Psychol. Sci.* 2015; 10(2): 227-237. DOI: 10.1177/1745691614568352.

Klasen, O. : «Liebeskummer ist bei uns verpönt». SZ, 14 de marzo 2018 (en línea: https://www.sueddeutsche.de/leben/reden-wir-ueber-liebe-liebeskummer-ist-bei-uns-verpoent-1.3861758; consultado: 5 de agosto 2020).

Luy, M.: «Warum Frauen länger leben: Erkenntnisse aus einem Vergleich von Kloster- und Allgemeinbevölkerung». *Materialien zur Bevölkerungswissenschaft* 106. Bundesinstitut für Bevölkerungsforschung (BIB). Wiesbaden, 2002.

Pressman, S. D., Cohen, S., Miller, G. E., Barkin, A., Rabin, B. S., Treanor, J.J.: «Loneliness, social network size, and immune response to influenza vaccination in college freshmen». *Health Psychology* 24(3): 297-306. DOI: 10.1037/0278-6133.24.3.297.

Suárez Bagnasco, M., Núñez-Gil, IJ.: «Psychological disorders in adults with inherited cardiomyopathies and Takotsubo syndrome». *Medwave* 2016; 16(5): e6460. DOI: 10.5867/medwave.2016.05.6460.

Winch, G.: *How to fix a broken heart.* TED books. Nueva York, 2018.

7. Sentimientos desde el intestino

Braniste, V. *et al.*: «The gut microbiota influences blood-brain barrier permeability in mice». *Science Translational Medicine* 2014; 6(263): 263ra158. DOI: 10.1126/scitranslmed.3009759.

Carlson, A. *et al.*: «Infant Gut Microbiome Associated With Cognitive Development». *Biol Psychiatry* 2018; 83(2): 148–159. DOI: 10.1016/j.biopsych.2017.06.021. Epub 27 de junio 2017.

Enck, P., Frieling, T., Schemann, M.: *Darm an Hirn*. Friburgo de Brisgovia, 2017.

Gershon, M.: *Der kluge Bauch. Die Entdeckung des zweiten Gehirns*. Múnich, 2001.

Marshall, J. K. *et al.*: «Eight year prognosis of postinfectious irritable bowel syndrome following waterborne bacterial dysentery». *Gut* 2009;59(5). DOI: 10.1136/gut.2009.202234.

Winter, G., Hart, R. A., Charlesworth, R.P.G. *et al.*: «Gut microbiome and depression: what we know and what we need to know». *Rev. Neurosci.* 2018; 29: 629-643.

8. Depresión: agujeros negros, sombras oscuras y síntomas poco claros

Aalbers, S., Fusar-Poli, L., Freeman, R. E. *et al.*: «Music therapy for depression». *The Cochrane database of systematic reviews* 2017; 11: Cd004517.

Amr, M., El-Mogy, A., Shams, T., Vieira, K., Lakhan, S. E.: «Efficacy of vitamin C as an adjunct to Fluoxetine therapy in pediatric major depressive disorder: a randomized, double-blind, placebo-controlled pilot study». *Nutr. J.* 2013; 12:31-31.

Babyak, M., Blumenthal, J. A., Herman, S. *et al.*: «Exercise treatment for major depression: maintenance of therapeutic benefit at 10 months». *Psychosomatic Medicine* 2000; 62(5): 633-638.

Bastiaanssen, T. F. S. *et al.*: «Gutted! Unraveling the Role of the Microbiome in Major Depressive Disorder». *Harv Rev Psychiatry* 2020; 28(1): 26-39. DOI: 10.1097/HRP.0000000000000243

Bauer, J.: *Das Gedächtnis des Körpers. Wie Beziehungen und Lebensstile unsere Gene steuern*. TB, 13 ed. ampliada. Múnich, 2008.

Bluth, K., Gaylord, S. A., Campo, R. A., Mullarkey, M. C., Hobbs, L.: «Making Friends With Yourself: A Mixed Methods Pilot Study of a Mindful Self-Compassion Program for Adolescents». *Mindfulness* 2016; 7(2): 479-492.

Bo, A., Mao, W., Lindsey, M. A.: «Effects of mind-body interventions on depressive symptoms among older Chinese adults: a systematic review and meta-analysis». International Journal of Geriatric Psychiatry. 2017; 32(5): 509-521.

Brook, R.D. et al.: «Beyond medications and diet: alternative approaches to lowering blood pressure: a scientific statement from the American heart association». *Hypertension* 2013; 61(6): 1360-1383.

Chan, Y. Y., Lo, W. Y., Yang, S. N., Chen, Y. H., Lin, J. G.: «The benefit of combined acupuncture and antidepressant medication for depression: A systematic review and meta-analysis». *Journal of Affective Disorders* 2015;176:106-117.

Cipriani, A., Furukawa, T. A., Salanti, G. *et al.*: «Comparative efficacy and acceptability of 21 antidepressant drugs for the acute treatment of adults with major depressive disorder: a systematic review and network meta-analysis». *Lancet* 2018; 391: 1357-1366.

Cramer, H., Lauche, R., Langhorst, J., Dobos, G.: «Yoga for depression: a systematic review and meta-analysis». *Depression and Anxiety* 2013; 30(11): 1068-1083.

DAK Gesundheit: *Psychoreport 2019. Entwicklung der psychischen Erkrankungen im Job. Langzeitanalyse: 1997-2018* (en línea: https://www.apk-ev.de/fileadmin/downloads/190805-dak-psychoreport.pdf; consultado: 12 de julio 2020).

DGPPN B, KBV, AWMF (eds.) para el Leitliniengruppe Unipolare Depression. S3: *Leitlinie/Nationale VersorgungsLeitlinie Unipolare Depression – Langfassung.* 2a edición 2017. DOI:10.6101/AZQ/000364.

Dinan, T. G., Stanton, C., Cryan, J. F.: «Psychobiotics: a novel class of psychotropic». *Biol. Psychiatry.* 2013; 74(10): 720-726. DOI: 10.1016/j.biopsych.2013.05.001. Epub 10 de junio 2013. PMID: 23759244.

Dinan, T. G., Cryan, J. F.: «Melancholic microbes: a link between gut microbiota and depression?» *Neurogastroenterol Motil* 2013; 25(9): 713-719. DOI: 10.1111/nmo.12198.

Dwyer, A. V., Whitten, D. L., Hawrelak, J. A.: «Herbal medicines, other than St. John's Wort, in the treatment of depression: a systematic review». *Alternative Medicine Review: a Journal of Clinical Therapeutic* 2011; 16(1): 40-49.

Fond, G., Macgregor, A., Leboyer, M., Michalsen, A.: «Fasting in mood disorders: neurobiology and effectiveness. A review of the literature». *Psychiatry Research* 2013; 209(3): 253-258.

Francis, H. M., Stevenson, R. J., Chambers, J. R., Gupta, D., Newey, B., Lim, C. K.: «A brief diet intervention can reduce symptoms of depression in young adults. A randomised controlled trial». *PLoS One* 2019; 14(10): e0222768.

Frankl, V. E.: *Trotzdem Ja zum Leben sagen. Ein Psychologe erlebt das Konzentrationslager.* TB. Múnich 2018 (Primera edición, Viena, 1946).

Haller, H., Cramer, H., Lauche, R., Dobos, G.: «Somatoform disorders and medically unexplained symptoms in primary care – a systematic review and meta-analysis of prevalence». *Dtsch. Arztebl. Int.* 2015; 112(16): 279-287. DOI: 10.3238/arztebl.2015.0279.

Haller, H., Anheyer, D., Cramer, H., Dobos, G.: «Complementary therapies for clinical depression: an overview of systematic reviews». *BMJ Open:* primer publicación como 10.1136/bmjopen-2018-028527 el 5 de agosto 2019.

Hausenblas, H. A., Saha, D., Dubyak, P. J., Anton, S. D.: «Saffron (Crocus sativus L.) and major depressive disorder: a meta-analysis of randomized clinical trials». *Journal of Integrative Medicine* 2013; 11(6): 377-383.

Hou, W.H., Chiang, P.T., Hsu, T.Y., Chiu, S.Y., Yen, Y.C.: «Treatment effects of massage therapy in depressed people: a meta-analysis». *The Journal of Clinical Psychiatry* 2010; 71(7): 894-901.

Jacka, F. N., O'Neil, A., Opie, R. *et al.:* «A randomised controlled trial of dietary improvement for adults with major depression (the ›SMILES‹ trial)». *BMC Medicine* 2017; 15(1): 23.

Kasper, S.: «Phytopharmaceutical treatment of anxiety, depression, and dementia in the elderly: evidence from randomized, controlled clinical trials». *Wien Med Wochenschr* 2015; 165(11–12): 217-228. DOI:10.1007/s10354-015-0360-y. Epub 20 de junio 2015.

Kasper, S., Volz, H.-P., Dienel, A., Schläfke, S.: «Efficacy of Silexan in mixed anxiety-depression – A randomized, placebo-controlled trial». *Eur Neuropsychopharmacol* 2016; 26(2): 331-340. DOI:10.1016/j.euroneuro. 2015.12.002. Epub 12 de diciembre 2015.

Koch, A., Haller, H., Anheyer, D., Cramer, H., Dobos, G.: «Komplementäre und integrative Therapieverfahren bei Depressionen».

Kuyken, W., Warren, F. C., Taylor, R. S. *et al.*: «Efficacy of Mindfulness-Based Cognitive Therapy in Prevention of Depressive Relapse: An Individual Patient Data Meta-Analysis From Randomized Trials». *JAMA Psychiatry* 2016; 73(6): 565-574.

Marshall, M.: «The Hidden Links Between Mental Disorders». *Nature* 2020; 581(7806): 19-21. DOI: 10.1038/d41586-020-00922-8.

Meekums, B., Karkou, V., Nelson, E. A.: «Dance movement therapy for depression». *The Cochrane Database of Systematic Reviews* 2015(2): Cd009895.

Munkholm, K., Paludan-Müller, A. S., Boesen, K.: «Considering the methodological limitations in the evidence base of antidepressants for depression: a reanalysis of a network meta-analysis». *BMJ Open* 2019;9:e024886. DOI: 10.1136/bmjopen-2018-024886.

Smith, C. A., Armour, M., Lee, M. S., Wang, L. Q., Hay, P. J.: «Acupuncture for depression». *The Cochrane Database of Systematic Reviews* 2018; 3: Cd004046.

Tian, P. *et al.*: «Towards a psychobiotic therapy for depression: *Bifidobacterium breve* CCFM1025 reverses chronic stress-induced depressive symptoms and gut microbial abnormalities in mice». *Neurobiol Stress* 2020; 12: 100216. DOI: 10.1016/j.ynstr.2020.100216. eCollection mayo 2020.

Tuunainen, A., Kripke, D. F., Endo, T.: «Light therapy for non-seasonal depression». *The Cochrane Database of Systematic Reviews* 2004(2): Cd004050.

Wellenzohn, S., Proyer, R. T., Ruch, W.: «Humor-based online positive psychology interventions: A randomized placebo-controlled long-term trial». *The Journal of Positive Psychology* 2016; 11(6): 584-594.

Zick, S. M., Sen, A., Wyatt, G. K. *et al.*: «Investigation of 2 Types of Selfadministered Acupressure for Persistent Cancer-Related Fatigue in Breast Cancer Survivors: A Randomized Clinical Trial». *JAMA Oncol* 2016;2(11):1470-1476.

9. Regular los sentimientos – estimular la curación

Chan, Y. Y., Lo, W. Y., Yang, S. N., Chen, Y. H., Lin, J. G.: «The benefit of combined acupuncture and antidepressant medication for depression: A systematic review and meta-analysis». *Journal of Affective Disorders* 2015; 176: 106-117.

Cramer, H., Lauche, R., Langhorst, J., Dobos, G.: «Yoga for depression: a systematic review and meta-analysis». *Depression and Anxiety* 2013; 30(11): 1068-1083.

Cramer, H. *et al.*: «Randomised clinical trial: yoga vs written self-care advice for ulcerative colitis». *Aliment Pharmacol Ther* 2017; 45(11): 1379-1389.

Cunsolo, A., Neville, R. E.: «Ecological grief as a mental health response to climate change-related loss». *Nature Climate Change* 2018; 8: 275-281.

Dinan, T. G., Cryan, J. F.: «Melancholic microbes: a link between gut microbiota and depression?». *Neurogastroenterol Motil* 2013; 25(9): 713-719. DOI: 10.1111/nmo.12198.

Flachskampf, F. A. *et al.*: «Randomized trial of acupuncture to lower blood pressure». *Circulation* 2007; 115: 3121-3129.

Goleman, D. J., Schwartz, G. E.: «Meditation as an intervention in stress reactivity». *J Consult Clin Psychol* 1976; 44(3): 456-466.

Haller, H., Anheyer, D., Cramer, H., Dobos, G.: «Complementary therapies for clinical depression: an overview of systematic reviews». *BMJ Open* 2019; 9(8): e028527.

Hansen, M.M., Jones, R., Tocchini, K.: «Shinrin-Yoku (Forest Bathing) and Nature Therapy: A State-of-the-Art Review». *Int. J. Environ. Res. Public. Health* 2017; 14(8): 851.

Hoffman, B.M., Babyak, M.A., Craighead, W.E., Sherwood, A., Doraiswamy, P.M., Coons, M.J., Blumenthal, J.A.: «Exercise and pharmacotherapy in patients with major depression: one-year follow-up of the SMILE study». *Psychosom. Med.* 2011; 73(2): 127-133. DOI: 10.1097/PSY.0b013e31820433a5. Epub 10 de diciembre 2010.

Hüther, G.: «Die Sicht der Neurobiologie: Heilung ist immer Selbstheilung», en Dobos, G., Paul, A.: *Mind-Body-Medizin. Integrative Konzepte zur Ressourcenstärkung und Lebensstiländerung.* Múnich 2019, pp. 36 y ss.

Kord-Varkaneh, H. *et al.*: «The Influence of Fasting and Energy Restricting Diets on Blood Pressure in Humans: A Systematic Review and Meta-Analysis». *High Blood Press. Cardiovasc. Prev.* 2020; 27(4): 271–280. DOI: 10.1007/s40292-020-00391-0. Epub 20 de junio 2020.

Kuyken, W., Warren, F. C., Taylor, R. S. *et al.*: «Efficacy of Mindfulness-Based Cognitive Therapy in Prevention of Depressive Relapse: An Individual Patient Data Meta-Analysis From Randomized Trials». *JAMA Psychiatry* 2016; 73(6): 565-574.

Lakkireddy, D. *et al.*: «Effect of yoga on arrhythmia burden, anxiety, depression, and quality of life in paroxysmal atrial fibrillation: the YOGA My Heart study». *J. Am. Coll. Cardiol.* 2013. DOI: 10.1016/j.jacc.1012.11.060.

Langhorst, J. *et al.*: «Efficacy and safety of meditative movement therapies in fibromyalgia syndrome: a systematic review and meta-analysis of randomized controlled trials». *Rheumatol. Int.* 2013; 33(1): 193-207. DOI: 10.1007/s00296-012-2360-1. Epub 15 de febrero 2012,

Lassale, C., Batty, G. D., Baghdadli, A. *et al.*: «Healthy dietary indices and risk of depressive outcomes: a systematic review and meta-analysis of observational studies». *Molecular Psychiatry* 2019; 24(7): 965-986.

Levine, P.: *Sprache ohne Worte. Wie unser Körper Trauma verarbeitet und uns in die innere Balance zurückführt.* Múnich, 2011.

De Lorgeril, M. *et al.*: «Mediterranean alpha-linolenic acid-rich diet in secondary prevention of coronary heart disease». *The Lancet* 1994; 343(8911): 1454-1459.

Macbeth, A., Gumley, E.: «Exploring compassion: A meta-analysis of the association between self-compassion and psychopathology». *Clin. Psychol. Rev.* 2012; 32(6): 545-552.

Manchishi, M. *et al.*: «Effect of caloric restriction on depression». *J Cell Mol Med* 2018; 22(5): 2528-2535. Publicado en línea: 21 de febrero 2018. DOI: 10.1111/jcmm.13418.

Mayer, E. A., Knight, R., Mazmanian, S. K., Cryan, J. F., Tillisch, K.: «Gut microbes and the brain: paradigm shift in neuroscience». *J. Neurosci.* 2014; 34(46): 15490-6. DOI: 10.1523/JNEUROSCI.3299-14.2014. PMID:25392516.

Ng, Q. X., Koh, S. S. H., Chan, H. W., Ho, C. Y. X.: «Clinical Use of Curcumin in Depression: A Meta-Analysis». *Journal of the American Medical Directors Association* 2017; 18(6): 503-508.

Ng, Q. X. *et al.*: «Clinical Use of *Hypericum perforatum* (St John's Wort) in Depression: A Meta-Analysis». *J Affect Disord* 2017; 210: 211-221.

Parks, T.: *Die Kunst stillzusitzen. Ein Skeptiker auf der Suche nach Gesundheit und Heilung.* Múnich, 2012.

Piet, J., Hougaard, E.: «The effect of mindfulness-based cognitive therapy for prevention of relapse in recurrent major depressive disorder: a systematic review and meta-analysis». *Clin. Psychol. Rev.* 2011; 31(6): 1032-1040. DOI: 10.1016/j.cpr.2011.05.002. Epub 15 de mayo 2011.

Sbarra, D.A., Smith, H.L., Mehl, M.R.: «When leaving your ex, love yourself observational ratings of self-compassion predict the course of emotional recovery following marital separation». *Psychol. Sci.* 2012; 0956796114 29466.

Smith, C.A., Armour, M., Lee, M.S., Wang, L.-Q., Hay, P.J.: «Affiliations expand Acupuncture for Depression». *Cochrane Database Syst. Rev.* 2018; 3(3): CD004046.

Strauss, C., Cavanagh, K., Oliver, A., Pettman, D.: «Mindfulness-based interventions for people diagnosed with a current episode of an anxiety or depressive disorder: a meta-analysis of randomised controlled trials». *PLoS One* 2014; 9(4): e96110–e96110.

Tagalidou, N., Distlberger, E., Loderer, V., Laireiter, A.-R.: «Efficacy and feasibility of a humor training for people suffering from depression, anxiety, and adjustment disorder: a randomized controlled trial». *BMC Psychiatry* 2019; 19(1): 93–93.

Wang, F. *et al.:* «The effects of qigong on anxiety, depression, and psychological well-being: a systematic review and meta-analysis». *Evid Based Complement Alternat Med* 2013; 152738.

Wang, F. *et al.:* «The effects of tai chi on depression, anxiety, and psychological well-being: a systematic review and meta-analysis». *Int. J. Behav. Med* 2014; 21(4): 605-617.

Wang, H. *et al.:* «Is Acupuncture Beneficial in Depression: A Meta-Analysis of 8 Randomized Controlled Trials». *J Affect Disord* 2008; 111(2-3): 125-134.

Wellenzohn, S., Proyer, R.T., Ruch, W.: «Humor-based online positive psychology interventions: A randomized placebo-controlled long-term trial». *The Journal of Positive Psychology* 2016; 11(6): 584-594.

10. Aprende a quererte a ti mismo y a mantenerte sano

Joseph, S., Sagy, S., in: Mittelmark, M.B. *et al.* (eds.): *Positive Psychology in the Context of Salutogenesis. The Handbook of Salutogenesis* [Internet]. Cham (CH): Springer; 2017. Capítulo 10. PMID: 28590639.

11. Programa personalizado de 8 semanas para una mejor salud mental y mayor felicidad

Benson, H.: *The Wellness Book. The Comprehensive Guide to Maintain Health and Treating Stress Related Illness.* Boston, 1992.

Brähler, C.: *Selbstmitgefühl entwickeln.* Múnich, 2018.

Dobos, G., Paul, A. (eds.): *Mind-Body-Medizin. Integrative Konzepte zur Ressourcenstärkung und Lebensstilveränderung.* Múnich, 2018.

Roth, V., Pithan, C.: *Hilfe bei Schlafstörungen.* Múnich, 2018.

Seligman, M.: *Learned Optimism: How to Change Your Mind and Your Life and Authentic Happiness: Using the New Positive Psychology to Realize Your Potential for Lasting Fulfillment.* Nueva York, 1990.

Zick, S.M. *et al.*: «Investigation of 2 Types of Self-administered Acupressure for Persistent Cancer-Related Fatigue in Breast Cancer Survivors: A Randomized Clinical Trial». *JAMA Oncol* 2016; 2(11): 1470-1476. DOI: 10.1001/jamaoncol.2016.1867.